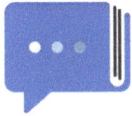

THE
BOOK
COUNSELOR

TAMBIÉN POR JOE BOVINO

Para resultados incluso más rápidos y notables, ordena el sistema completo de pérdida de peso "Secreto de la barriga de azúcar" de Joe Bovino.

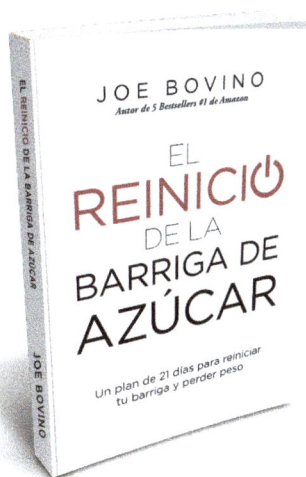

JOE BOVINO
Autor de 5 Bestsellers #1 de Amazon

EL REINICIO DE LA BARRIGA DE AZÚCAR

Un plan de 21 días para reiniciar tu barriga y perder peso

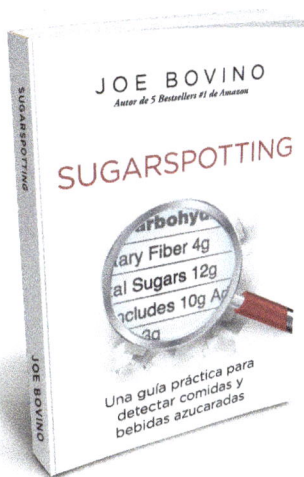

JOE BOVINO
Autor de 5 Bestsellers #1 de Amazon

SUGARSPOTTING

Una guía práctica para detectar comidas y bebidas azucaradas

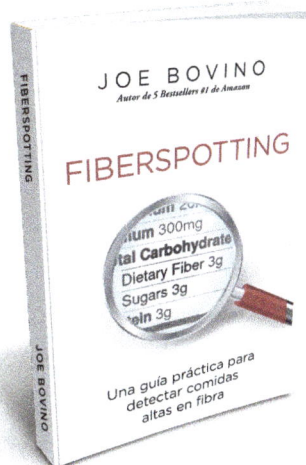

JOE BOVINO
Autor de 5 Bestsellers #1 de Amazon

FIBERSPOTTING

Una guía práctica para detectar comidas altas en fibra

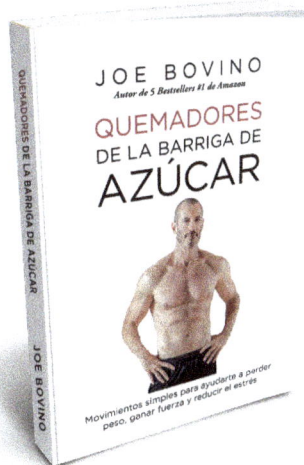

JOE BOVINO
Autor de 5 Bestsellers #1 de Amazon

QUEMADORES DE LA BARRIGA DE AZÚCAR

Movimientos simples para ayudarte a perder peso, ganar fuerza y reducir el estrés

Disponible únicamente en
www.BarrigaDeAzucar.com

EL
SECRETO
DE LA BARRIGA
DE AZÚCAR

Resta azúcar, pierde peso y transforma tu vida

JOE BOVINO

Impreso en los Estados Unidos de América

Primera impresión, 2019

Publicado por Book Counselor, LLC

Bookcounselor.com

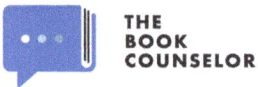

THE
BOOK
COUNSELOR

Índice de contenido

Introducción

Cómo ha caído el poderoso.

En 2004, cuando tenía 41 años, me hice famoso como Joe Bovino de P90X, el programa de entrenamiento extremo casero más popular del mundo. También me llamaban "P90X Joe", "el gemelo de Tony" o el "chico Tríceps".

Celebridades y políticos probaron el P90X y conocieron mi nombre completo porque Tony Horton, el entrenador fitness encargado del programa y un viejo amigo mío, lo menciona unas 10 veces durante el entrenamiento de "Brazos y hombros", donde aparezco como parte del elenco.

Las personas comenzaron a reconocerme en todas partes, no solo en los Estados Unidos. Me trataban como de la realeza incluso en lugares como Moscú, Rusia (les explicaba que yo no era Tony Horton, pero no les importaba. Aparecía en P90X y eso era suficiente para ellos).

La compañía que produjo P90X me contrató para aparecer en uno de los videos porque participé en un "grupo de prueba" y arrasé. El P90X realmente transformó mi cuerpo, al menos estéticamente, y me encantó lucir esos cuadritos en el abdomen por primera vez en mi vida.

Pero la historia no termina allí… porque mis resultados no duraron mucho.

No podía mantenerlos.

La verdad es que pocas personas que prueban el P90X o, mejor dicho, cualquier programa de ejercicios, pueden mantener sus resultados por un largo periodo. Simplemente es muy difícil, requiere de mucho tiempo o es impráctico; casi siempre pasa algo que provoca un revés.

Lo mismo pasa con la mayoría de las dietas nuevas, membresías de gimnasios e incluso las cirugías de pérdida de peso.

Se regresa a los malos hábitos, y con esto regresa el peso perdido.

Todos hemos visto a Oprah, Kirstie Alley y otras celebridades batallando contra el efecto yoyo, adelgazando y engordando de nuevo. ¡Y eso que tienen costosos entrenadores personales y nutricionistas a su servicio!

Es vergonzoso, pero al menos estas celebridades le sacan provecho económico a dejar que otros vean sus rebotes de peso, y son simplemente los casos más evidentes de esas barrigas de azúcar que se inflan y desinflan.

Es un pequeño y oscuro secreto en esas industrias. La mayoría de la gente ve cambios al comienzo a medida que sus cuerpos se adaptan a la intervención positiva, pero inevitablemente experimentan un retroceso a donde comenzaron, solo que ahora se sienten más cínicos, frustrados y defraudados.

En mi caso, recuperé mi peso pre-P9oX, vi cómo mi cintura se expandía y mis abdominales desaparecían, perdí músculo y experimenté un declive rápido en mi salud y estado fitness en general.

Traté de solucionar esto con más de 90 días de P90X e incluso comencé un grupo de apoyo de entrenamiento online para mantenerme enfocado, pero todo el tiempo el péndulo de la mediocridad se balanceaba de regreso.

Pasé de ser P90X Joe a ser Joe Promedio.

Mis malos hábitos y mi edad no me ayudaban. Mejor dicho, me estaban venciendo.

Después, en 2012, a la edad de 49 años, toqué fondo.

Estaba en Los Ángeles, aparentemente haciéndolo bien en una clase de yoga llena de mujeres con buena forma física incluyendo a mi bella cita del día, con quien pensaba que podría tener un futuro si dejaba de llamarme a mí y a todo el mundo "bebé" (es que eso era muy molesto, pero estoy divagando….).

Entonces, cuando estaba completando mi última sentadilla y me levantaba para unas últimas palabras, cánticos o fuertes respiraciones, el mundo comenzó a dar vueltas ante mis ojos, como una película en avance rápido.

No sabía que mie… estaba pasando. Ni siquiera podía recordar en qué dirección estaba viendo. El salón estaba tan caliente como un sauna, pero de repente sentí frío y unas nauseas extremas.

Solo una cosa me hacía sentido: sentarme antes de caerme de cabeza frente a todo el mundo.

Además, me había atragantado cuatro piezas de pollo de Kentucky Fried Chicken antes de la clase, y de verdad no quería verlas de nuevo. Lo único que pensaba era: "Por favor, Dios, no. No ahora".

Cerré mis ojos en un intento de que el mundo dejara de dar vueltas pero no funcionó, al menos no de inmediato. La película se proyectaba en mi cabeza como una pesadilla giratoria. Era horrible.

Así que solo me senté allí, sudando profusamente y blanco como un fantasma, tratando de soportar hasta que todo pasara.

Cuando por fin pude levantarme, no sin un poco de ayuda, estaba hecho un desastre.

Me veía y me movía como un anciano a punto de morir.

Fue humillante, vergonzoso y, honestamente, aterrador.

La profesora de yoga me preguntó si debía llamar a una ambulancia y le dije: "No, gracias, estoy bien". Pero no estaba bien. Eventualmente, mi cita me acompañó de regreso a mi apartamento, que estaba en el mismo complejo… pasito a pasito, uno a la vez.

Me senté en el sofá y traté de convencerla (y a mí mismo) de que no era un completo debilucho. Después, aun preocupado porque pudiera vomitar y arruinar todo, me arrastré hasta la cocina, me tomé unos Tums y volví a sentarme.

Mala idea. Casi de inmediato mi miedo de perder el control de nuevo se hizo realidad. Casi no llego al retrete antes de que comenzara a vomitar como en "El exorcista" mientras mi cita estaba sentada y horrorizada en la otra habitación, preguntándome de vez en cuando: "¿Estás bien, bebé?".

Cuando finalmente salí del baño, no era ni la sombra del hombre que había sido un par de horas antes, y a regañadientes tuve que aceptar que ella llamara al 911.

Los paramédicos llegaron en pocos minutos, me sacaron en una camilla y me llevaron a una sala de emergencias, donde las enfermeras me conectaron a unas máquinas y me hicieron varios exámenes.

Mientras estaba allí acostado, recuperándome, dos personas que estaban en unas camas frente a mí murieron.

No estoy bromeando. Las cubrieron con sábanas y se las llevaron rodando en las camillas, justo como en la TV.

Finalmente apareció un doctor con los resultados de mis exámenes, pero cuando le pregunté sobre el diagnóstico lo único que me dijo fue: "Tuviste vértigo".

¿Eso es todo? Claro, tuve vértigo, ¡idiota! Ya eso lo sabía.

Lo que necesitaba saber era por qué me había dado vértigo y cómo evitar que volviera a ocurrir, pero él no tenía ni idea cuando me mandó de regreso a casa, y yo tampoco.

Se suponía, entonces, que tenía que pasar el resto de mi vida preocupándome por mi siguiente ataque y evitando actividades que pudieran desencadenarlo.

La perspectiva de vivir así me molestó por muchas razones, incluyendo el golpe masivo a mi confianza, apariencia y salud, sin mencionar el posible impacto a mi vida de soltero.

Las mujeres solteras de "alta calidad" no estaban (y siguen sin estar) buscando a un hombre que estuviera, por decirlo de alguna manera, en su recta final, sobre todo en una ciudad como Los Ángeles. No me sorprendió que mi cita de la clase de yoga dejó de devolverme las llamadas. Nunca la volví a ver.

Imagino que encontró otro bebé.

¿Cómo era posible que esto me estuviera pasando a *mí*?

¿Se suponía que debía aceptar una vida de mediocridad en la mediana edad sin luchar?

¡De ninguna manera, caraj…!

Si los médicos no iban a darme una orientación útil o ayudarme a poner mi mier… en orden, entonces tomaría el asunto en mis propias manos.

En búsqueda de respuestas

Lo primero que hice fue darle un vistazo muy minucioso a mi dieta.

Por mis años de experiencia en temas de salud y fitness, incluyendo un par de años que pasé entrenando al lado de famosos fisiculturistas, atletas y actores en el Gold's Gym de Venice, CA, sabía que al menos el 80% del éxito para perder peso y estar en forma dependía de la dieta, no del ejercicio.

Además, cada vez que intentaba practicar P90X o cualquier otro programa de ejercicios mi vértigo regresaba, aunque no tan fuerte, así que terminaba rápido mi entrenamiento. Ocasionalmente también me atormentaba cuando no me estaba ejercitando. De repente caminaba por una calle, perdía el equilibrio sin razón aparente, y me preguntaba qué caraj… pasaba conmigo.

Sin importar lo que hacía, no hallaba las respuestas que necesitaba.

Estudié y experimenté con toda clase de dietas (bajas en carbohidratos, altas en carbohidratos, bajas en grasa, a base de jugos, veganas, libres de gluten, la Mediterránea) y sistemas de pérdida de peso basados en una combinación de algunas de estas. También leí libros y vi videos de expertos líderes en el área, incluyendo algunas publicaciones nuevas y geniales del Dr. Richard Jacoby, el Dr. Robert Lustig, Dave Zinczenko, Gary Taubes y otras eminencias, acerca de los peligros del azúcar.

Me tomó años y mucha paciencia, pero a medida que me esforzaba por discernir cuál dieta (y régimen complementario de ejercicios) era superior, me topé con un sorprendente descubrimiento: A pesar de algunas complicaciones de varios tipos con la mayoría de las populares dietas bajas en carbohidratos, incluyendo grandes problemas de mantenimiento a largo plazo, la mayoría de estas funcionaban bien a corto plazo si eran ejecutadas de forma correcta… pero lo mismo pasaba con muchas de las dietas altas en carbohidratos.

Esta desconcertante revelación complicaba mi decisión acerca de la mejor manera de seguir adelante, y esto me llevó a una desafortunada procrastinación e inacción. Pero también me llevó a una importante pregunta…

¿Cómo es que ambas dietas, baja en carbohidratos *y* alta en carbohidratos, funcionan?

¿Cómo es eso posible, especialmente porque son totalmente opuestas?

¿Qué tienen en común?

¿Existe una forma de reconciliar las diferencias, tomar lo mejor y olvidar el resto?

Sí, la hay.

Cuando vamos más allá de todo lo superficial, vemos que todas las dietas exitosas hacen tres cosas:

1. Eliminan el azúcar procesado o "añadido",

2. Añaden fibra, y

3. Eliminan el alcohol.

Ese es el secreto de la barriga de azúcar, amigos.

Si te atreves un poco más, puedes redoblar tu apuesta con el secreto de la barriga de azúcar añadiendo ejercicio, para resultados incluso más rápidos y notables. Eso es lo que yo hago y espero que en algún momento te unas a mí en algunos entrenamientos, pero no es necesario. El ejercicio es opcional.

Como puedes ver, el secreto de la barriga de azúcar no es una "dieta" en el sentido tradicional, pero eso es la belleza de esto. Las dietas son demasiado complicadas. Aquí estás simplemente restando comidas y bebidas que son falsas, procesadas o tóxicas, y añadiendo más cosas reales, sin procesar y saludables.

Es una forma comprobada y natural de decirle adiós a tu barriga de azúcar *para siempre*, desarrollar y mantener músculos quemadores de grasa y mejorar tu salud y estado fitness en general sin necesidad de contar calorías, carbohidratos o grasas saludables, ni de vigilar el tamaño de las porciones o, incluso, ejercitarte.

Bastante simple, ¿cierto?

No tan rápido.

Las industrias de alimentos y bebidas, junto con los grupos defensores del azúcar y las industrias de las tiendas de comestibles y los restaurantes, han procesado, reformulado, adulterado, perjudicado (y, según algunos expertos, "envenenado") nuestro suministro de alimentos tan eficientemente y tan a fondo que es increíblemente difícil evitar consumir productos sin fibra y con azúcar añadido, lo cual a su vez hace difícil evitar engordar.

También han obstaculizado los intentos de la FDA (la Administración de Alimentos y Medicamentos de los Estados Unidos) y otras organizaciones para incrementar la transparencia en cuando a la cantidad de azúcar añadido en nuestros alimentos y bebidas, al retrasar la implementación de una nueva etiqueta nutricional que nos hubiera ayudado a tomar decisiones más informadas como consumidores porque les exigía a las compañías revelar el total de "azúcares añadidos" en sus productos.

La verdad es, y odio tener que decirlo, que ellos quieren que no sepas nada. Les costaría mucho dinero el hacer que muchos de sus productos fueran más saludables una vez que los consumidores se informaran y exploraran sus alternativas y, además, la mayoría de las compañías no están interesadas en volver a etiquetar sus productos.

Mientras tanto, el gobierno estadounidense ha estado reacio a alborotar el avispero exigiendo, al menos, más transparencia, por miedo a perder contribuciones políticas y dinero de impuestos, y algunas agencias han actuado como cómplices voluntarios, consciente o inconscientemente.

Su postura es la siguiente: Si tú tienes una barriga de azúcar, te enfermas, pasas años con mala salud o mueres joven porque consumes demasiados alimentos y bebidas procesados, es tu problema, tu culpa, no de ellos. La mayoría de las compañías de alimentos y bebidas y agencias gubernamentales no están ni siquiera dispuestas a ayudarte a tomar decisiones más informadas.

Queda de tu parte educarte, entender qué pasa tras bastidores y tomar medidas.

El costo de no hacerlo es grave – incluso mortal – y aumenta rápidamente, junto con tu cintura.

Un nuevo y exhaustivo estudio del Instituto de Métrica y Evaluación de la Salud de la Universidad de Washington concluyó que una de cada cinco muertes en la actualidad es causada por una mala dieta, siendo la obesidad el riesgo de más rápido crecimiento global. La dieta es también el segundo factor de riesgo más alto de muerte prematura, después de fumar.

De forma similar, de acuerdo con un nuevo informe de los Centros para el Control y Prevención de Enfermedades de los Estados Unidos, cuarenta por ciento (40%) de todos los diagnósticos de cáncer en ese país están ahora vinculados al exceso de peso; esto incluye más de la mitad (55%) de todos los cánceres diagnosticados en mujeres. De hecho, tener sobrepeso está asociado con un riesgo mayor de 13 tipos de cáncer.

Escribí este libro para ayudarte a entender la debacle de la barriga de azúcar, perder peso, mantenerte saludable y transformar tu vida al: (a) identificar y restar el azúcar añadido, mucho del cual ha sido deliberadamente ocultado; (b) identificar y añadir fibra, mucha de la cual ha sido removida de los alimentos en contra de tus intereses; e (c) identificar y restar el alcohol que te hace engordar, te enferma y te perturba.

Funcionó conmigo, después de que descubrí el secreto de la barriga de azúcar, y sigue funcionando.

Hoy, a mis 55 años, soy más fuerte y saludable que en mis primeros entrenamientos de P90x a los 41 años, y he sido capaz de mantener mis resultados en el tiempo muy fácilmente.

Estoy mejor que nunca mientras escribo esto, viviendo y trabajando en Medellín, Colombia, rodeado de la gente más agradable y divertida que podrías conocer y, oh sí, de algunas de las mujeres más hermosas del mundo.

Ayudo a otras personas a perder peso, mantenerse saludables y también a estar en forma, compartiendo (en persona, por escrito, por video y de forma online) lo que tuve que aprender de la manera más dura, y espero que este libro me ayude a marcar aún más la diferencia, comenzando contigo.

Y sí, gracias a Dios, mi vértigo quedó en el pasado. Nunca descubrí qué exactamente lo causó o por qué desapareció, porque hay muchos desacuerdos frustrantes entre los expertos en la materia, pero sé que tomar medidas para deshacerme de mi barriga de azúcar marcó toda la diferencia.

¿Quién sabe dónde estaría ahora si no lo hubiera hecho?

Con certeza, no en una clase de yoga…

No soy médico ni científico, pero toda mi vida he sido extraordinariamente activo en temas de salud y fitness. Aprendí mucho como caso exitoso y miembro del elenco del P90X, y sé lo que significa derrumbarse físicamente y retroceder. Llegué a las conclusiones que expongo en este libro de forma honesta y sincera, a través de una investigación extensa y muy personal.

Quería recuperar mi vida. Quería que mi barriga de azúcar desapareciera. Quería encontrar algo que me ayudara a verme y sentir increíble toda mi vida, no patrañas que me llevaran al efecto yoyo. Y lo logré.

Tú también puedes hacerlo, amigo, sin importar cuán gordo, enfermizo o cínico seas ahora.

Puedes vencer esa barriga de azúcar y convertirte en el héroe de esta historia.

O puedes ignorar o descartar la sabiduría que hay en este libro, dejar que las industrias de alimentos y bebidas, los defensores del azúcar y los políticos corruptos continúen engañándote y manipulándote, y pasar tu vida coqueteando con la obesidad, con años de enfermedades y con la muerte prematura.

(Diablos, si vas a hacer eso, también podrías comenzar a fumar….).

Si esperas a que te rescate un angelical político o burócrata, la industria farmacéutica (con pastillas reductoras mágicas), la última dieta o programa de ejercicios de moda, una iluminada industria de alimentos y bebidas o los medios de comunicación, pues buena suerte con eso.

Ellos no te salvarán, pero tú no los necesitas.

Tienes esto, y me sentiré honrado y encantando de orientarte en el camino.

Todo lo que necesitas es el "secreto de la barriga de azúcar" y la pura verdad acerca de cómo y por qué funciona mejor que todo lo demás, comenzando con una simple cucharada sobre el azúcar añadido.

CAPÍTULO 1

La cucharada sobre el azúcar añadido

Pensaba que sabía todo lo que necesitaba saber sobre el azúcar.

Cuán equivocado estaba.

No es suficiente evitar las gaseosas, las galletas y los caramelos. Ya no.

Incluso reducir los carbohidratos, que la mayoría de las personas saben que se convierten en azúcar en tu cuerpo (pan blanco, arroz blanco y pasta, por ejemplo), no es suficiente.

El problema es aún más grande, y la verdad me asustó muchísimo.

Espero que a ti también te asuste.

El americano promedio consume unas 160 libras de azúcar (casi 73 kilos) al año, o más de 7 onzas (casi 200 gramos) al día, incluyendo 63 libras (29 kilos) de jarabe de maíz alto en fructosa (o "HFCS", por sus siglas en inglés), el tipo de azúcar añadido más problemático y conocido por producir grasa visceral (la grasa que rodea los órganos abdominales y causa la barriga de azúcar), un tipo de grasa que no existía antes de 1975.

Y eso es antes de tomar en cuenta el consumo de alcohol.

Para visualizar esto de forma más clara, imagina consumir entre 27 y 30 cucharaditas de azúcar *todos los días*.

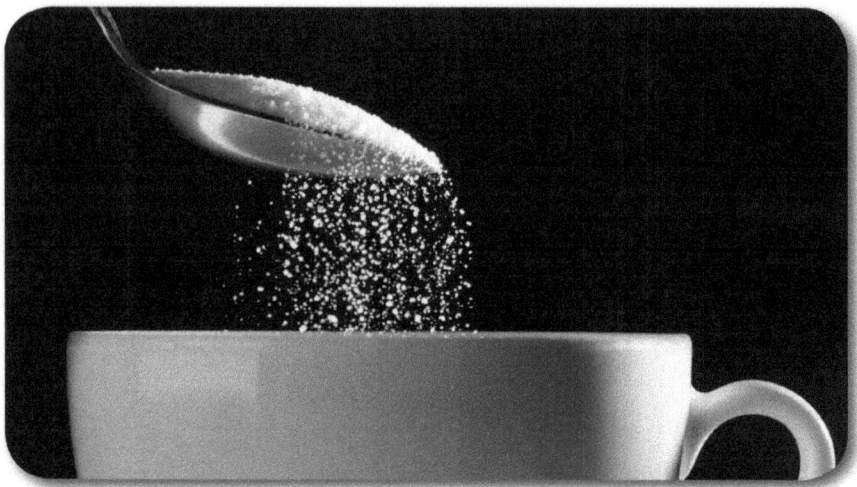

¿Consumirías, conscientemente, tanta azúcar si supieras que además de expandir tu cintura y aumentar tu papada, estuviera dañina y potencialmente envenenándote y probablemente matándote... de forma lenta pero segura?

No creo que lo harías, no después de que te tomes esta cucharada sobre el azúcar añadido.

Necesitas saber la cruda verdad... así que no te la voy a endulzar.

La barriga de "azúcar añadida"

Sin duda ya habrás escuchado las historias sobre la epidemia de obesidad en América, pero puede que te hayas confundido con el villano.

No son las grasas. Hemos reducido nuestro consumo de grasas enormemente desde 1930, pero esto no te lo dicen las noticias.

No es la sal ni el gluten, a menos que tengas un problema específico en ese sentido, a pesar de que aclamados libros afirman lo contrario.

No son los carbohidratos, generalmente, porque muchos carbohidratos no te engordan ni te enferman; es más bien lo contrario, como lo han demostrado algunas dietas saludables altas en carbohidratos.

Y no eres *tú*… incluso si has tomado algunas malas decisiones en cuanto a dietas y ejercicios por muchos años. ¿Quién no lo ha hecho? Es verdad, todos somos los máximos responsables por nosotros mismos. No estoy dispuesto a llamarte víctima, así sea lo que quieras escuchar, porque no estoy de acuerdo con esa mentalidad. Pero durante décadas te han alimentado con comida falsa y noticias falsas acerca de esa comida, y es difícil como consumidores tomar decisiones bien informadas bajo esas circunstancias.

Eso también aplica para mí, pero nunca dejo de intentar hacer lo correcto, y tú tampoco deberías.

Entonces, ¿quién es el verdadero villano de esta historia?

Lo adivinaste: el azúcar procesado o "añadido".

Cuando consumes carbohidratos con cantidades excesivas de azúcar añadido, especialmente sacarosa, fructosa y HFCS en refrescos, bebidas de frutas, bocadillos y otros alimentos llenos de esto, no solamente desarrollas una barriga de azúcar.

Arrojas tu metabolismo en una picada que lleva al llamado "síndrome metabólico", un conjunto de condiciones cada vez más comunes que incluyen obesidad, diabetes tipo 2, problemas lipídicos, hipertensión y enfermedad cardiovascular, las cuales están causando miseria y muertes prematuras en todo el mundo.

Algunos expertos y estudios afirman que la exposición crónica a los azúcares añadidos también causa SII, cáncer, alzhéimer y otras cosas terribles, y no lo dudo.

Mira este gráfico sobre el consumo de azúcar en EE.UU. desde 1822 al 2005:

US Sugar Consumption, 1822-2005

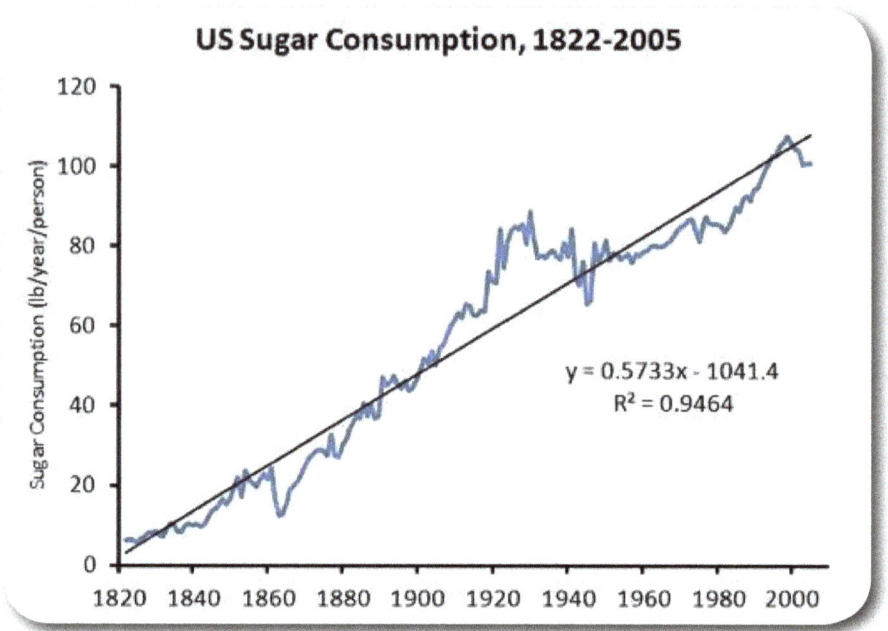

$$y = 0.5733x - 1041.4$$
$$R^2 = 0.9464$$

El tope del consumo de azúcar llega a 120 libras (54,4 kilos) por persona en la gráfica de arriba porque eso era suficiente para reflejar los datos en 2005, pero en 2017 ya estábamos en hasta 160 libras (72,6 kilos) por persona al año, según algunas estimaciones. Así que imagina cómo se vería este gráfico hoy. Ha habido declives en la trayectoria durante los últimos años porque las personas se están comenzando a dar cuenta de esto, pero la tendencia continúa en alza a un ritmo bastante incesante.

Ahora, revisa este gráfico sobre las tasas de obesidad en adultos desde 1990 hasta 2016 en los Estados Unidos, con una línea para cada uno de los 50 estados:

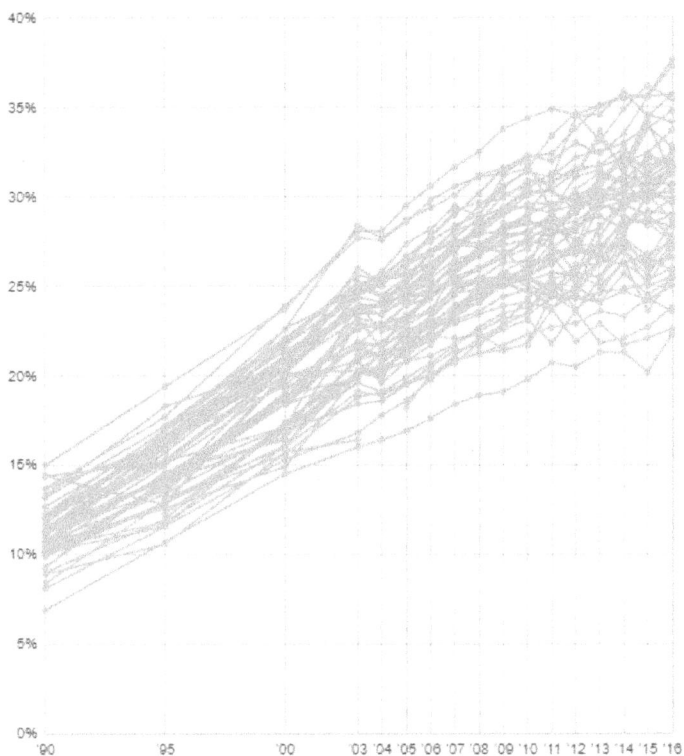

Adult obesity rates, 1990 to 2016

¿Notas algo en las trayectorias del consumo de azúcar y la obesidad?

La tasa y prevalencia de la obesidad en los Estados Unidos se han disparado en conjunto con la cantidad de consumo de azúcar, y esto no es una coincidencia.

Cuando estos resultados estado por estado fueron actualizados el 31 de agosto de 2017, las tasas de obesidad en adultos excedían el 35% en cinco estados (con Virginia Occidental a la cabeza del grupo de gordura con 37.7%), 30% en 25 estados y 25% en 46 estados (con Colorado al final de la cola, por decirlo de alguna manera, con 22.3%).

¿Qué significa esto, kilo a kilo?

Según algunos expertos, pesamos cerca de 25% más de lo que pesábamos hace apenas 25 años, y no es difícil encontrar y ver evidencia de nuestra gordura colectiva.

En 1980, apenas un 15% de los adultos americanos tenían sobrepeso u obesidad. Ahora ese porcentaje excede el 55%; en otras palabras, las personas de peso normal ya no son la norma, y se espera que ese porcentaje se eleve a 65% para el año 2030.

La mayoría de los americanos lucen una barriga de azúcar, pero no creas que estás a salvo si tú no la tientes. Los estudios muestran que hasta 40% de los adultos con peso normal sufren de una de las señales de la enfermedad metabólica crónica, llamada "resistencia a la insulina". Es una bomba de tiempo a punto de explotar a menos que se tomen medidas, y la mayoría de esta gente no tiene idea de que existe un problema.

Además, la obesidad ya no es solo un problema americano u "occidental".

Es una pandemia global.

No puedo negar que siento orgullo cuando veo a compañías americanas tener éxito internacional, y aún recuerdo cuánto me emocioné al ver avisos y vallas de Coca-Cola, McDonald's, KFC y otras compañías estadounidenses en grandes ciudades de la antigua Unión Soviética; sin embargo, dado que contaminamos nuestro suministro de alimentos con cantidades excesivas de azúcar añadido (y removimos la fibra), también le pasamos nuestro problema de obesidad al resto del mundo.

Un nuevo estudio de la prestigiosa *New England Journal of Medicine* señala que 2 mil 200 millones de personas (un tercio de la población mundial, con los Estados Unidos a la cabeza) tienen actualmente sobrepeso u obesidad. Eso es mucha gente gorda.

¿Cómo tantas personas en otros países, que durante siglos fueron naturalmente delgadas o de peso normal, se unieron de repente al club de las barrigas de azúcar?

Comenzaron a consumir comidas y bebidas procesadas provenientes de "occidente", que son indiscutiblemente sabrosas y relativamente económicas, pero que tienden a ser altas en azúcar y bajas en fibra.

Fructosado

¿Todos los azúcares son igual de malos para ti?

No, no realmente, y es importante conocer la diferencia entre los diferentes tipos de azúcar.

Esto es lo principal, explicado tan simple como puedo:

- Los carbohidratos contienen tres tipos diferentes de azúcar:

- Glucosa

  1. Sacarosa (azúcar de mesa), y

  2. Fructosa (a menudo en la forma líquida de HFCS).

- La sacarosa es 50% glucosa y 50% fructosa.

- El HFCS tiene hasta 55% de fructosa y es más dulce que la sacarosa.

- Todas las células del cuerpo pueden metabolizar la glucosa (algunas veces llamada la "energía de la vida"), aumentando la capacidad y probabilidad de quemarla.

- Pero solo el hígado, el cual filtra toxinas, puede metabolizar la fructosa, y una exposición crónica a la fructosa puede acarrear graves problemas de salud.

La fructosa es un carbohidrato, pero tu cuerpo lo metaboliza como una grasa. Esto significa que tu hígado responde a la fructosa inundando tu cuerpo con triglicéridos (depósitos grasos en tu sangre), los cuales le dicen a tu cuerpo que es hora de almacenar más grasa abdominal, y eso es lo que ocurre.

En otras palabras, cuando consumes fructosa estás, efectivamente, consumiendo grasa, y es absolutamente el peor tipo de azúcar para tu cintura.

En un estudio, varios sujetos consumieron bebidas endulzadas con glucosa y otros con fructosa por ocho semanas. Al final del estudio todos ganaron más o menos la misma cantidad de peso, pero *aquellos que bebieron fructosa ganaron el peso principalmente como grasa que desarrolla la barriga de azúcar*, debido a la forma en que el hígado la procesa.

La sacarosa y el HFCS sin igualmente dañinos porque ambos envían fructosa a tu hígado y expanden tu barriga de azúcar, pero el HFCS es peor porque gracias a su forma líquida, a su dulzura extra y a su bajo precio representa una opción económica para que las compañías lo añadan de forma encubierta a refrescos, panes, productos horneados, bocadillos, salsas y, bueno…casi todo.

Antes de que existiera la comida procesada consumíamos fructosa a través de las frutas y vegetales, pero no sumaba mucho y esos alimentos están llenos de fibra y micronutrientes que compensan esa ingesta… tanto entonces como ahora.

Pero hoy en día la fructosa constituye un porcentaje absurdamente alto de las calorías que adultos, adolescentes y niños consumimos en alimentos y bebidas. Se sale de lo normal.

Algo tiene que cambiar.

Noticias falsas

Existen muchas noticias falsas y charlatanería acerca de nutrición, pero la peor información es la relacionada con las dietas bajas en grasa (que desvían tu atención de la fructosa y otros azúcares añadidos), la expresión "una caloría es una caloría" y las campañas de marketing diseñadas para hacer que la obesidad sea deseable.

Las dietas bajas en grasa no funcionan

Por al menos 35 años, el gobierno de los EE.UU. y muchos llamados expertos en nutrición han recomendado las dietas bajas en grasa porque, supuestamente, reducen el colesterol "malo" al combatir la obesidad y las enfermedades cardiacas.

Desafortunadamente, basan sus conclusiones en estudios deficientes, incluyendo el influyente "Estudio de Siete Países" de Ancel Keys, publicado en 1980 y que tiene 500 páginas.

El Sr. Keys creía que la grasa alimenticia era la única causa de la enfermedad cardiaca debido a su contenido de colesterol, y trató de demostrarlo, pero no se dio cuenta de que realmente estaba estudiando los efectos de las dietas altas en fructosa, no de las dietas altas en grasa, porque la fructosa es metabolizada como grasa. Tampoco pudo distinguir entre dos tipos de lipoproteínas de baja densidad ("LDL"). Las partículas de LDL grandes y flotantes no te hacen daño, pero las partículas de LDL pequeñas y densas, sí.

Sabemos esto ahora, pero en ese entonces la industria de los alimentos respondió a esos lineamientos y consensos y lanzó toda clase de comidas bajas en grasas. Y dado que la comida baja en grasas sabía a espuma de poliestireno –lo recuerdo muy bien– y no podían vender suficiente bajo esas condiciones, ¿adivina qué hicieron? Le añadieron azúcar para hacerla más apetitosa (bastante azúcar), y nuestras tasas de consumo de azúcar y obesidad se fueron al cielo.

Desde entonces, las llamadas dietas bajas en grasa han fallado estrepitosamente. Han creado más obesidad, enfermedad y muerte al abrirle la puerta a la adulteración de nuestro suministro de alimentos con azúcar añadido, y lo seguirán haciendo mientras las personas sigan vendiendo y creyendo informaciones falsas.

En resumen, si te gusta tu barriga de azúcar o quieres que sea aún más grande, quédate con las dietas bajas en grasa.

Algunas calorías son mejores que otras

Si, como algunos dicen, "una caloría es una caloría", entonces queda de tu parte quemar las calorías que consumes en comidas o bebidas, o las almacenarás como grasa. Según este mantra, si comes mucho o no te ejercitas lo suficiente para quemar esas calorías, vas a engordar.

Estoy seguro de que has escuchado cómo este famoso concepto es repetido por las compañías de alimentos y bebidas (que no quieren hacer productos más saludables), compañías de seguros (que necesitan una excusa para negarte la cobertura), médicos (que están poco formados en nutrición), gimnasios (que cuentan con que la gente no vaya), clínicas de pérdida de peso (que te quieren como cliente) y otras compañías que venden programas de ejercicios y suplementos.

Muchos de estos contadores de calorías reconocen que, si no te satisfacen los resultados que obtienes con lo que sea que ellos te ofrecen, siempre pueden voltear la culpa hacia ti afirmando que consumiste demasiadas calorías, que no te ejercitaste lo suficiente para quemarlas, o las dos cosas. Pero no es tan simple, porque la *calidad* de tus calorías importa tanto o más que la cantidad.

Las calorías provenientes de carbohidratos complejos, proteínas y grasas le abren el camino a la buena salud, vidas longevas y abdómenes planos. Las calorías provenientes de los azúcares añadidos, alimentos sin fibra y la mayoría del alcohol provocan obesidad, enfermedad metabólica y otras cosas peores.

La diferenciación no podría ser más marcada, pero de todas formas demasiadas de las calorías que consumimos vienen de fuentes incorrectas, en parte debido a este relativismo acerca de las calorías.

Eso debe cambiar, comenzando contigo, y no hay tiempo que perder. Olvídate de contar calorías. Haz que tus calorías cuenten con el secreto de la barriga de azúcar.

Lo siento, pero simplemente la obesidad no es ni atractiva ni deseable

No es solo que la obesidad es antiestética y poco atractiva para el sexo opuesto.

Es que la obesidad no es saludable y mata a las personas con las enfermedades que comúnmente la acompañan.

¿Quieres saber si es probable que alguien muera joven?

Dale un vistazo a su cintura.

(Después mira cómo camina. Si camina lentamente, como lo suelen hacer los obesos y los ancianos, lo más probable que es que no le queden muchos años. ¡Así que deja ese pastel y acelera el paso!).

A pesar de estos hechos, los medios y la industria de la moda tratan frecuentemente de redefinir lo que significa ser normal, real, sexy, genial, hermoso, saludable o incluso "avanzado" al glorificar mujeres obesas y con sobrepeso y, en menor medida, hombres.

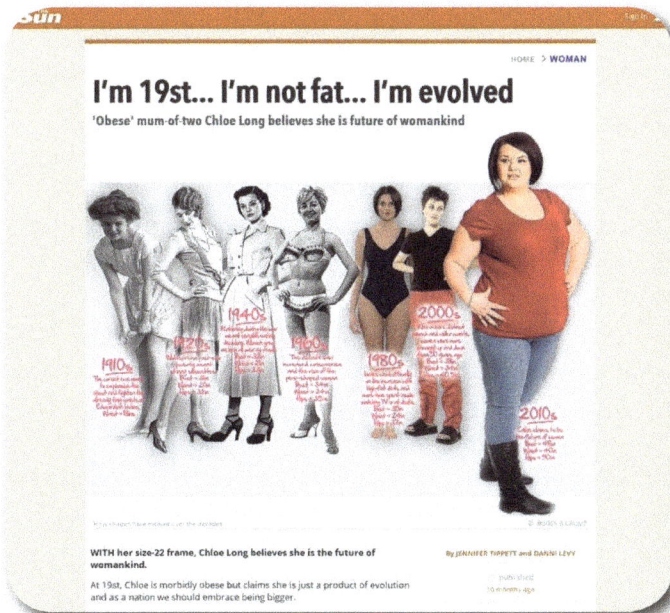

I'm 19st... I'm not fat... I'm evolved

'Obese' mum-of-two Chloe Long believes she is future of womankind

WITH her size-22 frame, Chloe Long believes she is the future of womankind.

At 19st, Chloe is morbidly obese but claims she is just a product of evolution and as a nation we should embrace being bigger.

By JENNIFER TIPPETT and DANNI LEVY

La alternativa—notar y señalar lo obvio—es considerada "fat shaming", un concepto que se traduce como "avergonzar a otros por su peso".

Con todo el respeto, no tengo paciencia para estas cosas de ser políticamente correcto y de señalización de la imagen, y tú tampoco deberías. Es una mentira y daña a las personas que creen en ella al alentarlas a permanecer o hacerse poco atractivas y, más importante, poco saludables.

Lo único que me importa es ayudarte a verte mejor, sentirte mejor y vivir más con esta revelación sobre la barriga de azúcar, y este tipo de propaganda mediática engañosa solo nos retrasa.

No nos interesa perder tiempo engañándonos a notros mismos o a los demás. Tenemos trabajo por hacer.

Buenas noticias

¿Tendrás que vivir para siempre con tu barriga de azúcar, sin importar lo que hagas?

Pues no. De ninguna manera, incluso si así lo sientes en este momento.

Nunca es demasiado tarde para perder tu barriga de azúcar, y es más fácil de lo que crees.

Este libro te mostrará el camino aclarándote el problema, el concepto y el plan para el éxito, comenzando con una visión general del Juego de Hormonas que se desarrolla dentro de todos nosotros.

Si juegas el Juego de forma inteligente, restando el azúcar procesado, añadiendo fibra y moderando tu consumo de alcohol, tu cuerpo se hará cargo del resto y tu barriga de azúcar será cosa del pasado.

Quizás pierdas algunos contratos como modelo de talla grande, pero vale la pena.

CAPÍTULO 2

Juego de Hormonas

Pasé de ser P9oX Joe a ser Joe Promedio al perder un Juego de Hormonas (el "Juego") que ni siquiera sabía que estaba jugando. Pero esto no se acaba hasta que se acaba.

Una vez que entendí cómo jugar el Juego, perdí mi barriga de azúcar para siempre.

Tú también puedes, pero es difícil ganar un juego que no entiendes.

Este capítulo aclarará las cosas de la forma más simple y sencilla posible, comenzando con este importante consejo:

El objetivo principal del Juego es *reducir tus niveles de insulina*.

Correcto, todo se reduce a la insulina, también conocida como la hormona de almacenamiento de energía o de almacenamiento de grasa, porque queremos *quemar* más energía y grasa, no almacenarla.

Si consumes alimentos o haces cosas que incrementen tu nivel de insulina, pierdes el Juego y ganas una nada atractiva y nada saludable barriga de azúcar. Si hacer lo opuesto ganas el Juego, pierdes tu barriga de azúcar y transformas tu vida. Esas son tus únicas dos opciones.

Ten eso en cuenta a medida que revisamos brevemente cinco de las hormonas más importantes en el Juego: leptina, insulina, ghrelina, dopamina y cortisol.

Leptina (la "hormona de la saciedad")

La leptina es una hormona liberada por tus células adiposas que le avisa a tu cerebro que ya has almacenado suficiente energía como grasa y es hora de quemar algo de eso.

De esta forma, y cuando funciona correctamente, la leptina naturalmente previene que comas demasiado.

Sin embargo, cuando tu cerebro no recibe la señal de la leptina como debería, se desata el infierno. Entra en modo "hambre" y le ordena al resto de tu cuerpo resolver el problema *reduciendo* tu gasto de energía (haciéndote sentir perezoso y cansado) e *incrementando* tu apetito (haciéndote comer más).

Esta es la base del problema actual con esta hormona: la leptina no está funcionando como solía hacerlo. Algo anda mal, y ese algo tiene un nombre: *resistencia a la leptina*.

Para visualizar lo que es la resistencia a la leptina, imagina a la leptina intentando avisarle a tu cerebro que ya estás listo para quemar algo de grasa tras una gran comida, pero algo resiste esa señal, lo que lleva a tu cerebro a pensar que necesitas otra dona glaseada.

Es un problema de comunicación interna con consecuencias devastadoras.

Casi todos los 2 mil 200 millones de personas en el mundo que tienen sobrepeso y obesidad sufren de resistencia a la leptina, y no logran perder sus barrigas de azúcar por mucho tiempo a menos —y hasta— que resuelvan este problema subyacente.

Entonces, ¿qué causa esta resistencia a la señal de la leptina que debería llegar a tu cerebro?

Un exceso de otra hormona en el Juego llamada "insulina".

¿Y qué causa el exceso de insulina?

Lo adivinaste: el azúcar añadido.

Insulina (la hormona de "almacenamiento de energía o grasa")

La insulina es una hormona liberada por tu páncreas que le permite a tu cuerpo bloquear tu señal de leptina y almacenar energía como grasa para usarla en el futuro (aumento de peso).

En otras palabras, *la insulina crea la grasa que provoca la barriga de azúcar.*

Cuando tu nivel de insulina se incrementa, tu cuerpo almacena más energía como grasa.

Cuando disminuye, ocurre lo contrario. Tus células adiposas se encogen y pierdes peso.

Esta fluctuación es perfectamente saludable cuando tu cuerpo funciona como una máquina quemadora de grasa bien equilibrada. Hay momentos en los que quieres quemar energía sin insulina, y otros en los que quieres almacenarla como grasa. Almacenar energía como grasa puede ser algo bueno.

Pero si tienes un *exceso de insulina* circulando a través de tu sistema (también conocido como hiperinsulinemia), esto evita que la leptina le diga a tu cerebro que queme energía, incluso cuando ya estás lleno. Como expliqué antes, tu cerebro interpreta (o malinterpreta) esta señal de hambre y le ordena a tu cuerpo (a) almacenar más energía como grasa incrementando tu apetito y reduciendo tu actividad física, ¡y (b) liberar aún más insulina!

También deberías saber acerca de la *resistencia a la insulina*, que no se debe confundir con la resistencia a la leptina, pero para nuestro propósito simplemente recuerda que la "resistencia" es mala para ti.

Cuando tu nivel de insulina es muy alto por un largo periodo de tiempo y tus células adiposas, musculares y del hígado ya no pueden más con esta arremetida, tu cuerpo comienza a rechazar o *resistirse* completamente a la insulina, creando un nuevo conjunto de problemas en el Juego.

Cuando esto ocurre en el hígado, por ejemplo, el exceso de azúcar se convierte en "grasa hepática" y activa al páncreas para que produzca incluso *más* insulina que, a su vez, hace que se almacene aún más energía como grasa corporal.

Al final, todo este exceso de insulina debido a la resistencia a la leptina y la resistencia a la propia insulina aumenta el tamaño de tu barriga de azúcar, asegurando un almacenamiento sin fin de energía como grasa y el aumento de peso que esto conlleva.

Es un círculo vicioso y una receta demasiado común para la obesidad.

Nuestros niveles de insulina están entre dos y cuatro veces más altos hoy en día que hace 40 años, lo que está estropeando nuestra señalización de leptina, causando resistencia a la leptina y la insulina y transformándonos en una nación de barrigas de azúcar, algo de lo que el resto del mundo tampoco se salva.

Reducir la insulina y mejorar la señalización de leptina

¿Cómo puedes romper el círculo y voltear el Juego a tu favor?

Puedes reducir tu nivel de insulina y mejorar tu señalización de leptina con este descubrimiento de la barriga de azúcar, razón por la cual el paso uno del secreto de la barriga de azúcar involucra eliminar de tu dieta muchos de los azúcares añadidos, especialmente la sacarosa (glucosa y fructosa) y el HFCS.

Muchas de las mejores dietas bajas en carbohidratos (ejemplo, la cetogénica o "keto") te recomiendan reducir tu consumo de azúcar y otros alimentos (en su mayoría refinados o procesados) que son altos en carbohidratos y que tu cuerpo convierte en azúcar (glucosa). Según estas dietas, si tu cuerpo no puede quemar más glucosa porque no consumiste suficiente azúcar u otros carbohidratos que se conviertan en azúcar, entonces en cambio quemará grasa, y eso es usualmente lo que ocurre.

Estas dietas bajas en carbohidratos tienden a funcionar a corto plazo porque el gran filtro que arroja sobre todos los carbohidratos atrapa los azúcares añadidos junto con casi todo lo demás, pero la mayoría de las personas no pueden o no quieren comer así por el resto de sus vidas. Además, si no se sigue adecuadamente, puede provocar algunos potenciales problemas de salud, como una deficiencia de vitaminas.

Probé la dieta cetogénica una vez y perdí algo de peso, pero a veces me hacía sentir débil e inusualmente cansado. Me forzó a eliminar algunos alimentos sin azúcar y altos en fibra que realmente me gustaban, y creo que incluso hizo que me resfriara debido a la falta de ciertas vitaminas y micronutrientes por dejar de comer frutas.

Honestamente, mi intención no es hablar en contra de la dieta cetogénica. Funciona si la haces bien y la mantienes, y puedes ser útil para perder varios kilos rápidamente. Incluye algunos trucos útiles contra la barriga de azúcar (por ejemplo, el ayuno intermitente), pero yo no puedo comer de esa forma para siempre. Simplemente no es para mí.

Y he aquí la sorpresa: No necesitas cortar tu consumo de carbohidratos tan dramáticamente, *siempre y cuando estos sean bajos en azúcar y altos en fibra*.

Por ejemplo, la fruta contiene azúcar natural, pero también contiene fibra, que hace que los carbohidratos sean absorbidos más lentamente por tus intestinos, le quita presión al hígado y reduce tu respuesta a la insulina. Además, la fruta está llena de vitaminas y micronutrientes.

Es por eso que el secreto de la barriga de azúcar incluye añadir fibra.

No tienes que asustarte por los carbohidratos, con o sin azúcar natural, si hay suficiente fibra para equilibrar las cosas y evitar que tu insulina arruine el Juego.

Ghrelina (la hormona del "hambre")

Hay otra cosa que deberías reducir aparte de tu resistencia a la leptina y a la insulina: tu ghrelina, la "hormona del hambre", y es bastante fácil de lograr.

Reducir tu hormona del hambre hará que consumas menos comida. Aunque con el secreto de la barriga de azúcar no tienes que contar caloría ni vigilar el tamaño de las raciones, comer demasiado nunca es bueno, especialmente cuando estás tratando de perder peso.

¿Cómo reduces la ghrelina?

Primero, asegúrate de que comes suficientes proteínas. Los estudios han demostrado que las comidas altas en proteína reducen más la ghrelina que las que son altas en carbohidratos o en grasas. Las comidas altas en carbohidratos también disparan una respuesta más alta a la insulina que las comidas altas en proteína, y al final todo se trata de reducir la insulina.

Segundo, duerme más, porque la ghrelina aumenta cuando hay privación del sueño. Estarán bien ocho horas de descanso al día, pero cualquier tiempo de sueño adicional que puedas tener será útil.

He notado esto por mí mismo cuando no duermo lo suficiente, lo cual pasa más a menudo de lo que quisiera. Siempre imaginé que comía más cuando estaba privado de sueño porque mi cuerpo simplemente necesitaba esa energía adicional (y mucho café) para despertarse, pero es más que eso.

Es un tema hormonal, pero podemos reducir nuestra ghrelina (disminuir nuestro apetito) consumiendo más comidas ricas en proteína y durmiendo lo suficiente. Así de fácil.

Dopamina (la neurohormona del "placer")

La dopamina es una neurohormona o neurotransmisor que controla los sistemas de recompensa y placer del cerebro.

Según investigadores de la Universidad de Nueva York, cuando la insulina sube (después de una comida) en una persona con peso normal, se activa la liberación de dopamina porque amamos comer – especialmente si la comida o bebida es bastante dulce–, y generalmente seguiremos liberando dopamina mientras haya insulina.

Sin embargo, la dopamina no funciona de la misma manera si tienes obesidad.

Los estudios han demostrado que los obesos obtienen el mismo estímulo de la dopamina cuando ven comida, pero no obtienen la misma señal de "recompensa" después de comerla. Simplemente no es tan placentero como esperaban que fuera, al parecer porque la insulina bloquea esta respuesta, lo que hace que tiendan a regresar por otro bocado... buscando esa esquiva recompensa.

No sé exactamente por qué pasa esto, pero sé que hacer lo mismo muchas veces puede llevar a una desensibilización. Con el tiempo, ya no es tan genial. Pronto necesitamos más para obtener ese mismo "subidón", o perdemos interés en todo.

En este sentido, los obesos son como los drogadictos. Siguen buscando más comidas azucaradas porque no pueden obtener lo suficiente para sentirse tan bien como antes y, con el tiempo, la recompensa por comer esas comidas se hace cada vez más difícil de conseguir.

Esta es una triste historia sobre una hormona feliz, pero hay otra hormona (posiblemente la más importante en tu cuerpo) que necesitas dominar en el Juego de Hormonas.

Cortisol (la hormona del "estrés")

No podemos manejar ningún estrés en nuestras vidas sin cortisol, la hormona del estrés.

Pero nadie quiere demasiado estrés, ¿cierto? Te puedo decir que yo no.

Siempre he creído que el exceso de estrés envejece, debilita y mata a las personas más rápido que cualquier otra cosa, y resulta que he estado en lo cierto.

Una exposición excesiva al cortisol debido a estrés por un periodo extendido hace que tu cuerpo genere la grasa de la barriga de azúcar asociada con el síndrome metabólico, y esto lleva a una resistencia a la insulina, privación de sueño y consumo de "comidas reconfortantes" que engordan.

¿Qué puedes hacer?

Medita

Muchos gurús de la salud y el fitness recomiendan la meditación para reducir tu nivel de cortisol (aliviar el estrés), enfocar tu mente y ayudarte a vivir en el presente.

Si eso es lo que te gusta, hazlo, porque funciona.

Hace muchos años practiqué meditación en casa y sé que me ayudó. También me di cuenta de que muchas de las personas más exitosas del mundo lo hacen de una forma u otra.

Así que, tras una larga pausa, lo estoy haciendo de nuevo ahora, gracias a un amigo que me contó sobre una app llamada *Headspace*. Dale un vistazo.

La meditación es genial, pero honestamente no ha sido una gran parte de mi régimen de reducción de estrés en los últimos años.

Principalmente acudo a otras dos cosas para reducir mis niveles de cortisol: sueño y ejercicio.

Duérmelo

La privación de sueño daña tu Juego al incrementar el cortisol y la insulina y disminuir la leptina, lo que aumenta la probabilidad de tener una barriga de azúcar y obesidad.

Oh, y también puede estar matándote.

Según el profesor Matthew Walker, director del Centro de la Ciencia del Sueño Humano de la Universidad de California, Berkeley, una "catastrófica epidemia de pérdida de sueño" está afectando todos los aspectos de nuestra química corporal y causando enfermedades y condiciones potencialmente mortales, incluyendo diabetes, obesidad, enfermedad cardiaca, alzhéimer, accidentes cerebrovasculares y cáncer.

Y si eso no es razón suficiente para más "Zzzz", no sé qué sería.

¡¿Y qué es más fácil que dormir más?!

De nada.

Camínalo, amigote

Puedes reducir el cortisol sin ejercicio, pero no hay mejor manera de hacerlo que ejercitándote.

De hecho, en mi humilde opinión, la reducción del cortisol es la principal razón para ejercitarse, pero también reduce la resistencia a la insulina y quema esa necia grasa muscular y visceral (barriga de azúcar).

Puede que hayas escuchado que el ejercicio eleva el cortisol (estrés) mientras lo estás haciendo. Eso es cierto, pero también reduce el cortisol por el resto del día.

En otras palabras, vale la pena totalmente.

Además, te verás mejor si combinas el ejercicio con el secreto de la barriga de azúcar, especialmente si, como a mí, te gustaría tener un poco más de músculos que combinen con una cintura más delgada.

Me ejercito frecuentemente ahora que mi vértigo se ha ido y, de verdad, lo disfruto.

Aparte de mejorar mi apariencia, salud y estado fitness, hago nuevas amistades mientras hago ejercicio, y a menudo se me ocurren algunas de mis mejores ideas en medio de un entrenamiento (lo mismo me pasa en la ducha, pero eso no tiene nada que ver con esto….).

¡Ganar!

El secreto de la barriga de azúcar te ayudará a ganar el Juego de Hormonas al

- Mejorar tu señalización de leptina,

- Reducir tu ghrelina,

- Mantener tu dopamina funcionando correctamente,

- Reducir tu cortisol y, lo más importante…

- ¡Reducir tu nivel de insulina (y quemar más grasa)!

Esa es la biología para perder tu barriga de azúcar.

Ahora, tomemos el primer paso para el progreso de la barriga de azúcar: restar el azúcar añadido.

El capítulo 3 te mostrará exactamente cómo hacerlo.

CAPÍTULO 3

Resta el azúcar añadido

En noviembre de 2001, cuando comencé a hacer P90—el precursor del P90X—en mi oficina en casa en Miami Beach, FL, tomaba pausas para el café caminando un par de cuadras hasta un Starbucks, donde compraba un Caffé Mocha grande ("Venti").

Algunas veces tomaba solo uno al día, pero la mayoría de los días me tomaba dos.

Amaba mis mochas y los consideraba un premio por mi duro trabajo, pero tras un tiempo no pude dejar de notar algo en el espejo. A pesar de mis entrenamientos de P90, un estilo de vida con poco estrés y una dieta más o menos saludable (o así creía), mi barriga se agrandaba.

Estaba engordando, y no sabía por qué.

Eventualmente, a través de un proceso de eliminación (es decir, eliminando un alimento o bebida en particular de mi dienta por un tiempo para ver si hacía alguna diferencia), resolví el misterio.

La culpa la tenía mi favorito: ese Caffé Mocha de Starbucks.

Caffè Mocha

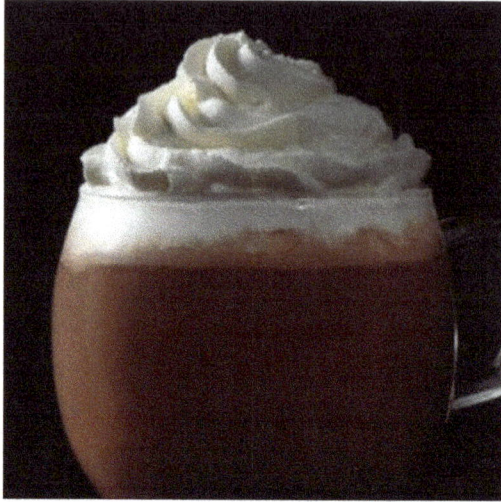

No me gustó para nada ese descubrimiento, y tampoco paré en seco de inmediato.

Reduje mi consumo a no más de uno al día, pero ese cambio fue suficiente como para ver una diferencia. Mi cintura comenzó a reducirse casi de inmediato.

Después, cuando reemplacé completamente esos Caffè Mochas con café regular, perdí *todo* el peso extra que tenía. Francamente, no lo podía creer. Un cambio relativamente pequeño en mi dieta—eliminar el café con chocolate—pagó con creces.

¿Qué tenían esos Caffè Mochas que me ponían gordito?

Pues el propio Starbucks tenía la respuesta en su sitio web.

Un Caffè Mocha venti de 20 onzas con leche entera y sin crema batida contiene unos increíbles 53 gramos de carbohidratos, y *43* de estos son azúcar.

Venti 20oz ▼	Whole Milk ▼	No Whipped Cream ▼

Nutrition Facts Per Serving (20 fl oz)

Calories 420	Calories from Fat 140

	% Daily Value*
Total Fat 16g	25%
Saturated Fat 9g	45%
Trans Fat 0g	
Cholesterol 40mg	13%
Sodium 170mg	7%
Total Carbohydrate 53g	18%
Dietary Fiber 5g	20%
Sugars 43g	
Protein 16g	

Vitamin A 15% · Vitamin C 0% · Calcium 45% · Iron 35%

Caffeine 185mg**

*Percent Daily Values are based on a 2,000 calorie diet.

**Each caffeine value is an approximate value.

Si hubiera añadido crema batida (no lo hice, pero pude haberlo hecho), el contenido de azúcar se hubiera elevado a 45 gramos, con algunas grasas trans adicionales para darle más sabor.

Venti 20oz ▼	Whole Milk ▼	Whipped Cream ▼

Nutrition Facts Per Serving (20 fl oz)

Calories 490	Calories from Fat 200

	% Daily Value*
Total Fat 23g	35%
Saturated Fat 13g	65%
Trans Fat 0.5g	
Cholesterol 65mg	22%
Sodium 180mg	8%
Total Carbohydrate 55g	18%
Dietary Fiber 5g	20%
Sugars 45g	
Protein 17g	

Vitamin A 20% · Vitamin C 0% · Calcium 45% · Iron 35%

Caffeine 185mg**

*Percent Daily Values are based on a 2,000 calorie diet.

**Each caffeine value is an approximate value.

¿Qué tan malo es eso?

Una dona glaseada de Dunkin' Donuts contiene 12 gramos de azúcar, más de 3 ½ veces *menos* azúcar que uno de mis Caffé Mochas de Starbucks.

Para ser justos, otros productos en el menú de Dunkin' Donuts le echan arena en la cara a los Caffé Mochas de Starbucks en la playa de las barrigas de azúcar. Si pides un *Coolatta* grande de vainilla con tu dona glaseada, por ejemplo, añadirás otros 174 gramos de azúcar, incrementando tu subidón de azúcar total a uno enfermizos 186 gramos. Mejor no lo hagas.

¿Y qué tal una Pepsi? Según el propio sitio web de PepsiCo, una botella de Pepsi de 20 onzas contiene unos exagerados 69 gramos de azúcar.

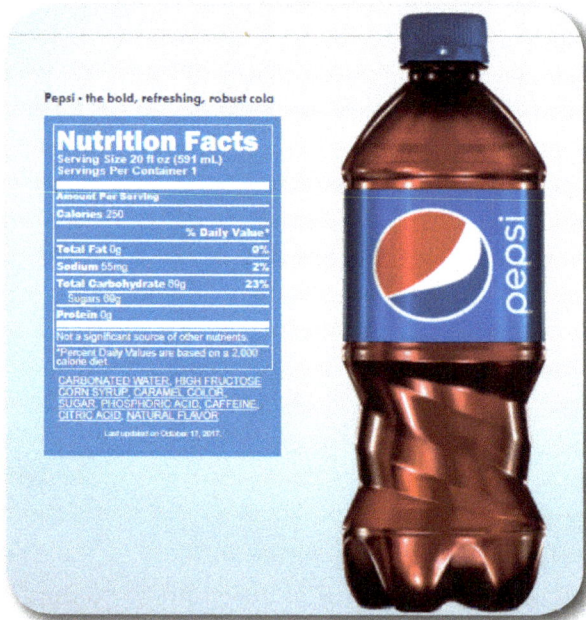

Asimismo, una botella de 20 onzas de Coca-Cola no se queda atrás con unos igual de terribles 65 gramos de azúcar.

Mis Caffé Mochas de 20 onzas de Starbucks no eran tan malos como una Pepsi o una Coca-Cola de igual tamaño, pero estaban cerca y, como dije antes, normalmente me tomaba más de uno. Estaba consumiendo

86 gramos de azúcar cuando bebía dos mochas al día, y eso es sin tomar en cuenta cualquier basura que me comiera en ese entonces con mi café.

Para darte una idea de cuán exagerados son 86 gramos de azúcar en dos Caffé Mochas, la Organización Mundial de la Salud recomienda un consumo de no más de 25 gramos de azúcar *al día*. Algunas agencias gubernamentales permiten un número de gramos mayor, pero el meollo de todo es: mientras menos azúcar añadido consumas, mejor, y esas bebidas, por sí solas, te ponen por encima de tu cuota diaria de azúcar.

Mi inexplicablemente abultada barriga de azúcar representaba un problema para mí en 2001, pero identifiqué al culpable, eliminé el azúcar, perdí el peso y nunca miré hacia atrás.

Ya han pasado más de 15 años y he cometido varios errores nutricionales desde entonces, pero beber Caffé Mochas en Starbucks no ha sido uno. Más nunca he bebido uno y, honestamente, no los extraño para nada. Hasta nunca.

Los Caffé Mochas eran mi talón de Aquiles.

¿Cuál es el *tuyo*?

Seguramente no es una sola comida o bebida sino varias, y eso es perfectamente normal.

Puedes perder tu barriga de azúcar identificando y restando el azúcar añadido en los alimentos y bebidas que consumes y el resto de este capítulo te ayudará a hacerlo, comenzando con las más evidentes buscapleitos: las bombas de azúcar.

Deja las bombas de azúcar

¿De verdad tengo que decirte que reduzcas tu consumo de caramelos, galletas, tortas, refrescos, helados, donas y otras bombas de azúcar obvias?

Probablemente no, pero las impactantes fotografías de SinAzucar.org que te mostraré a continuación resaltan el punto visualmente con algo que todos podemos entender: terrones y bloques de azúcar.

Mi intención no es fastidiar a Starbucks porque disfruto del ambiente de sus cafés en los Estados Unidos y en otros países y no son los únicos que añaden demasiada azúcar a sus productos, pero su Frappuccino venti es una bomba de azúcar clásica.

Contiene *76* gramos de azúcar, el equivalente a 19 terrones de azúcar.

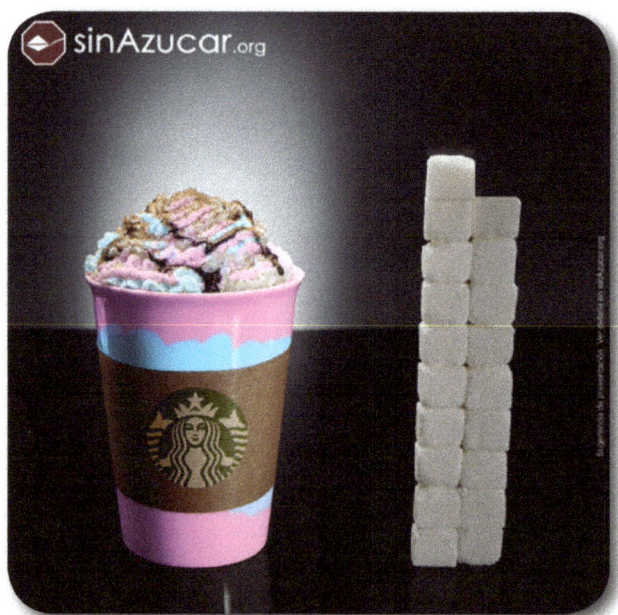

Vamos amigos, eso es asqueroso. Déjenlo.

¿Qué tal el Cappuccino como alternativa? No hay nada de malo en eso, ¿cierto?

Si bien algunos Cappuccinos contienen menos azúcar que otros, sigues jugando con fuego.

Considera el Cappuccino de Nescafé, por ejemplo. Más de la mitad de lo que contiene es azúcar.

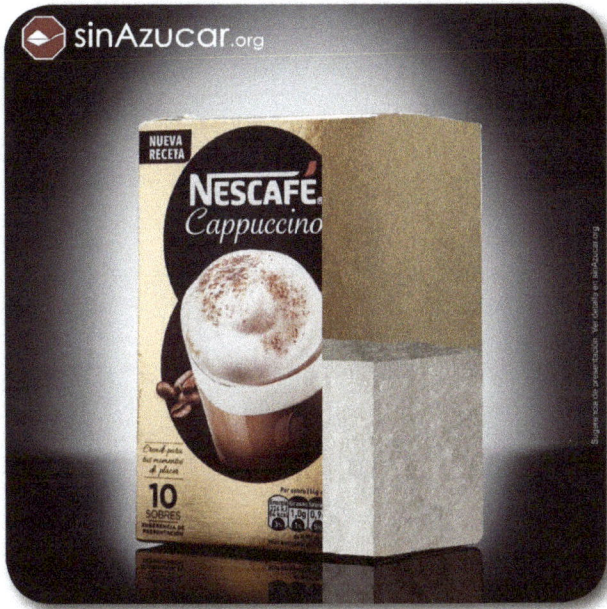

Mejor bebe café regular.

Y ya que estás en esas, aléjate también del jugo de frutas Minute Maid.

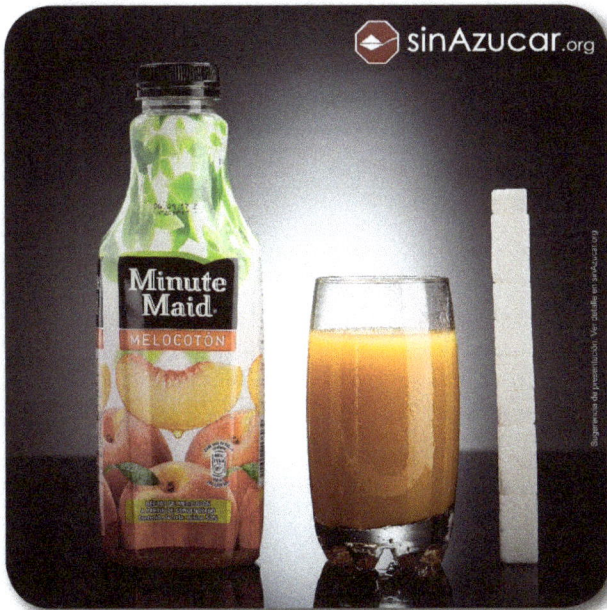

Puede que se vea saludable—¡mira esa deliciosa fruta en el recipiente!—, pero una botella de 300 mililitros (10.14 onzas) de jugo Minute Maid de melocotón, por ejemplo, contiene 42.9 gramos de azúcar. Esas son malas noticias para tu barriga de azúcar.

Y luego, tenemos la Nutella.

Sí, es deliciosa. La probé un par de veces hace varios años en Alemania. ¡Pero es *56.8%* azúcar!

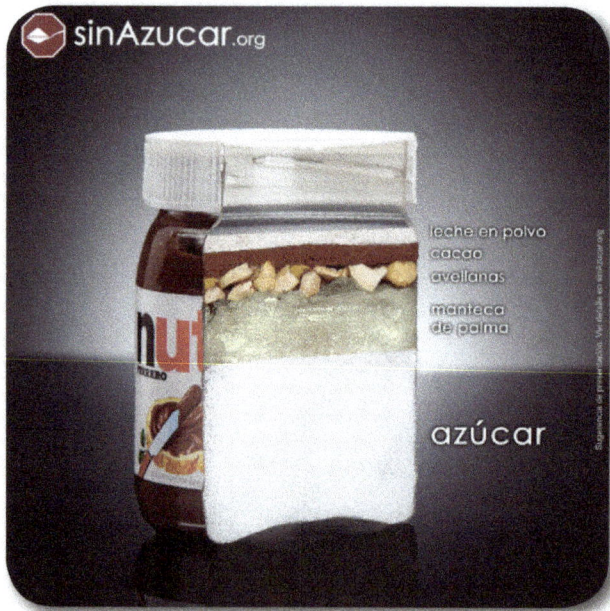

No más Nutella para ti.

¿Y qué tal esos "progresivos" chicos de los helados, Ben & Jerry?

Seguramente no querrían engordar y enfermar a la gente añadiendo toneladas de azúcar, ¿cierto?

Falso. Un relativamente pequeño (250 ml) helado Chunky Monkey de Ben & Jerry contiene *60* gramos de azúcar, el equivalente a 15 terrones de azúcar.

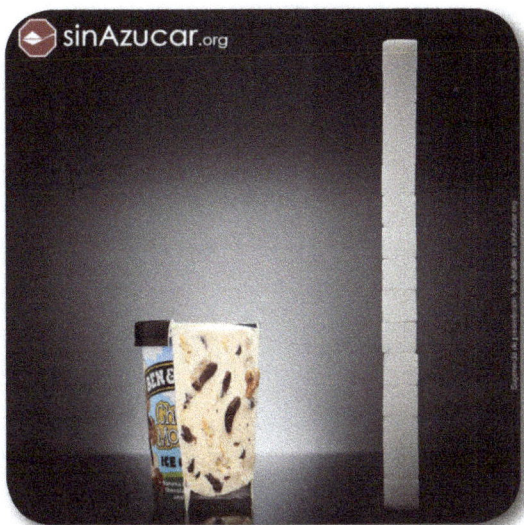

Si eso fuera una pila de fichas de póker estarías de suerte, pero no lo es, y no lo estás.

Comprador, ten cuidado independientemente de tu afiliación política.

Lo mismo aplica para las bebidas energéticas ricas en azúcar, incluyendo el Red Bull, el cual solía tomar regularmente hace muchos años directamente de la lata o como ingrediente para mis bebidas alcohólicas.

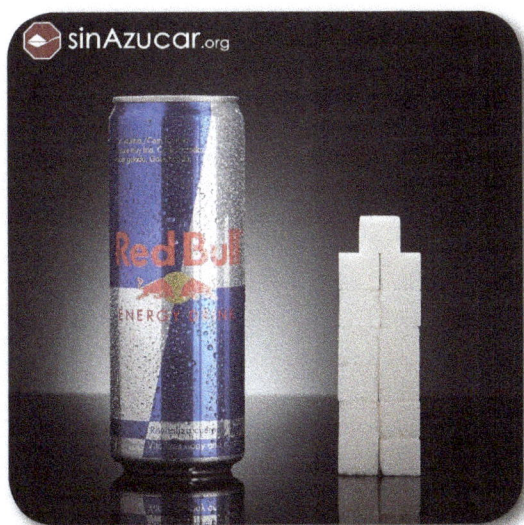

Una lata de 16 onzas de Red Bull contiene 52 gramos de azúcar.

Puede que Red Bull te dé o no te dé alas, pero lo que definitivamente si te dará es una barriga de azúcar.

Y lo mismo hará el kétchup si no tienes cuidado.

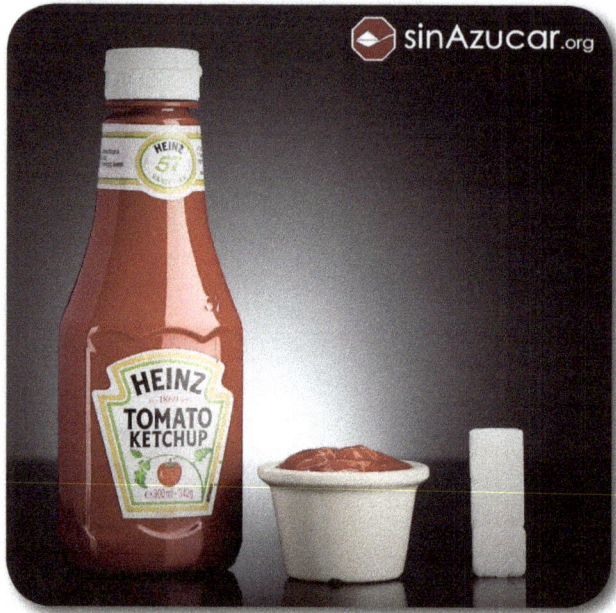

Unos simples cincuenta y cinco gramos de salsa Ketchup Heinz, por ejemplo, contienen 12 gramos de azúcar.

Quizás eso no te suene como mucho después de leer sobre otras grandes bombas de azúcar como el Red Bull y la Nutella, pero recuerda que una dona glaseada de Dunkin' Donuts contiene solo 10 gramos.

Y, para ser justos, pudieras hacer algo peor que mojar algo en kétchup. Pudieras comprar una botella de la salsa Curry Mango Sauce de Heinz, por ejemplo, que contiene 39 gramos de azúcar.

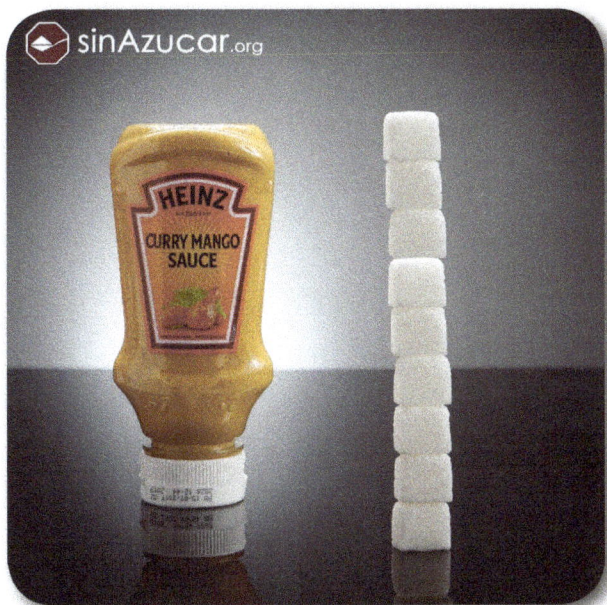

Otras bombas de azúcar que debes eliminar inmediatamente de tu dieta incluye cosas como:

- El sirope sabor original de Mrs. Butterworth (47 gramos de azúcar),

- El agua Vitaminwater Focus Kiwi Strawberry (32 gramos de azúcar),

- El jugo Ocean Spray Cran-Apple (31 gramos de azúcar),

- El té verde frío Tazo Organic (30 gramos de azúcar),

- La barra energética PowerBar Cookie Dough (29 gramos de azúcar),

- La granola Apple Cranberry Almond de Quaker (27 gramos de azúcar),

- La barra de granola Kashi GoLean Snacks (27 gramos de azúcar),

- El yogurt descremado Dannon All-Natural, Limón (25 gramos de azúcar),

- La barrita Almonds and Apricots Yogurt Bar de KIND (16 gramos de azúcar),

- La salsa Bertolli Tomato & Basil (12 gramos de azúcar), y

- Las barras de granola Nature Valley Oats & Honey (11 gramos de azúcar).

Pudiera pasarme todo el día exponiendo a estos chicos malos, pero ya entendiste el punto.

Es hora de profundizar más en el montículo del azúcar añadido, y de paso eliminarlo.

Identificar el azúcar

Una vez que hayas eliminado de tu dieta las bombas de azúcar más obvias (excepto en ocasiones especiales y postres eventuales, por supuesto), es hora de identificar y restar los azúcares añadidos ocultos en otros alimentos y bebidas.

A veces es complicado, pero puedes hacerlo.

Ojalá pudiera decirte que simplemente revises la sección de "Azúcares añadidos" en todos los productos que tienen la etiqueta de Información Nutricional, pero no la verás en muchos productos porque los grupos defensores del azúcar han tenido éxito al presionar al gobierno de los EE.UU. para que retrase indefinidamente el cumplimiento de una ley que te ayudaría a tomar decisiones más informadas como consumidor.

En mayo de 2016, la Administración de Alimentos y Medicamentos de los Estados Unidos (FDA) aprobó una nueva etiqueta de Información Nutricional con una sección separada para los "Azúcares añadidos" que, si se implementara y se hiciera obligatoria, les exigiría a las compañías de alimentos y bebidas diferenciar por primera vez entre los azúcares naturales y los añadidos.

En mi humilde opinión fue una movida inteligente, y la hicieron por la razón correcta. Añadieron la nueva sección para *"incrementar el conocimiento del consumidor acerca de cantidad de azúcares añadidos en las comidas"* (las cursivas son mías), basándose en las recomendaciones de un consumo reducido de azúcares añadidos hechas por organizaciones que realmente dan la batalla, como la Asociación Estadounidense del Corazón, la Academia Americana de Pediatría, el Instituto de Medicina (de Estados Unidos) y la Organización Mundial de la Salud.

Aquí está una comparación de la vieja etiqueta (izquierda) y la nueva (derecha):

Nutrition Facts (vieja etiqueta)

Serving Size 2/3 cup (55g)
Servings Per Container About 8

Amount Per Serving

Calories 230   Calories from Fat 72

% Daily Value*

Total Fat 8g	12%
Saturated Fat 1g	5%
Trans Fat 0g	
Cholesterol 0mg	0%
Sodium 160mg	7%
Total Carbohydrate 37g	12%
Dietary Fiber 4g	16%
Sugars 1g	
Protein 3g	
Vitamin A	10%
Vitamin C	8%
Calcium	20%
Iron	45%

* Percent Daily Values are based on a 2,000 calorie diet. Your daily value may be higher or lower depending on your calorie needs.

	Calories:	2,000	2,500
Total Fat	Less than	65g	80g
Sat Fat	Less than	20g	25g
Cholesterol	Less than	300mg	300mg
Sodium	Less than	2,400mg	2,400mg
Total Carbohydrate		300g	375g
Dietary Fiber		25g	30g

Nutrition Facts (nueva etiqueta)

8 servings per container
Serving size   2/3 cup (55g)

Amount per serving

Calories   230

% Daily Value*

Total Fat 8g	10%
Saturated Fat 1g	5%
Trans Fat 0g	
Cholesterol 0mg	0%
Sodium 160mg	7%
Total Carbohydrate 37g	13%
Dietary Fiber 4g	14%
Total Sugars 12g	
Includes 10g Added Sugars	20%
Protein 3g	
Vitamin D 2mcg	10%
Calcium 260mg	20%
Iron 8mg	45%
Potassium 235mg	6%

* The % Daily Value (DV) tells you how much a nutrient in a serving of food contributes to a daily diet. 2,000 calories a day is used for general nutrition advice.

Como puedes ver, la nueva etiqueta incluye una descripción más grande y realista del "Tamaño de la porción" y "porciones por empaque", pero la mejor parte es la nueva información sobre "Azúcares añadidos".

La nueva etiqueta facilitaría significativamente el detectar el azúcar de forma precisa, algo que muchas personas necesitan ahora más que nunca, pero tiene algunas deficiencias.

Más importante aún, la FDA creó un vacío de "jugo", porque su definición de "Azúcares añadidos" excluye "el jugo de frutas y vegetales concentrado hecho con 100% jugo de fruta… así como algunos azúcares encontrados en los jugos de frutas y vegetales, jaleas, mermeladas, conservas y frutas para untar". Técnicamente, el jugo no tiene azúcares añadidos, pero muchos expertos reconocidos afirman que el azúcar en los jugos iguala al azúcar añadido tan pronto como la compañía que los elabora extrae la fibra de la fruta y los vegetales durante el procesamiento, y yo les creo.

¿Qué pasó exactamente con la nueva etiqueta de Información nutricional de la FDA?

Cuando la FDA anunció su nueva norma en mayo de 2016, estableció el 26 de julio de 2018 como la fecha de entrada en vigencia, y les otorgó a los fabricantes con ventas anuales de alimentos menores a $10 millones un año adicional para el cumplimiento. Permitirles a las compañías tiempo para cambiar sus etiquetas tiene sentido, pero también les abrió una ventana de oportunidad a los grupos defensores del azúcar para presionar a los agentes gubernamentales para retrasar o sabotear todo, y eso fue lo que hicieron.

El 13 de junio de 2017, después de que "la industria y grupos de consumidores le proporcionaran a la FDA un feedback sobre las fechas de cumplimiento", la FDA anunció su intención de extender las fechas de cumplimiento… *indefinidamente.*

¡Boom!

Aun así, algunas compañías grandes de alimentos y bebidas modificaron sus etiquetas de Información nutricional, por alguna razón u otra. Entre las principales que lo hicieron están Nabisco/Mondelēz, la cual puso las etiquetas en sus galletas Wheat Thins; KIND, que lo hizo en sus barras de granola; y, lo creas o no, PepsiCo, que las imprimió en sus papas Lay's, los Fritos y los Cheetos.

Esas compañías merecen un reconocimiento por ser responsables y simplificar la detección del azúcar, pero otros usaron el vacío del "jugo" en la nueva etiqueta de Información nutricional para hacer que sus productos parezcan más saludables de lo que realmente son.

Naked Juice, Inc., un productor de jugos y smoothies de California, por ejemplo, modificó su etiqueta para decir "Incl. 0g de azúcares añadidos" bajo "Azúcares totales 53g".

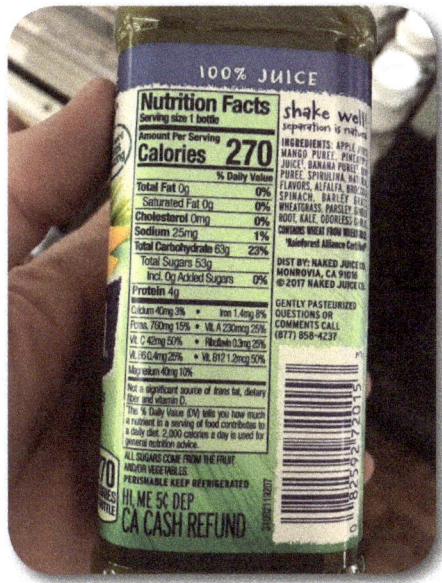

No te dejes engatusar por este tipo de etiquetado engañoso.

Si el azúcar natural del jugo engorda igual que el azúcar añadido porque se removió la fibra de las frutas y los vegetales durante el procesamiento, entonces esta es solo una forma astuta de hacer ver este producto más saludable, persuadirte a que lo bebas y hacerte engordar.

Por cierto, hace años solía tomar el "Green Machine" de Naked Juice. Sabe muy bien y tiene fruta, pero nunca pensé que también contiene 53 gramos de azúcar, o nunca me molesté en revisar, y tampoco entendía en ese entonces la importancia de la fibra.

Ya no cometo ese error y dudo que vuelva a tomar otra botella de Naked Juice en lo que me queda de vida.

En cambio, como frutas o vegetales reales y enteros, y tú también deberías.

Afortunadamente, quizás porque muchas corporaciones multinacionales adoptaron voluntariamente la nueva etiqueta de Información nutricional, o por la presión de consumidores que comenzaron a esperar verla en los nuevos productos e insisten en que las compañías se sinceren, o quizás ha sido simplemente que agentes del gobierno han reconocido que no ya pueden seguir justificando un retraso indefinido en las nuevas regulaciones de las etiquetas, la FDA finalmente impuso una nueva fecha tope.

En septiembre de 2017, la FDA anunció que las grandes compañías tendrán hasta el 1 de enero de 2020 para cumplir con la nueva norma y comenzar a imprimir las nuevas etiquetas de Información nutricional en todos sus productos procesados y empacados. Las compañías más pequeñas tendrán otro año, hasta el 1 de enero de 2021, para implementar esos mismos cambios.

Esas son buenas noticias (mejor tarde que nunca), pero tu barriga de azúcar, tu salud y tu estado fitness no pueden esperar hasta la próxima década para que comiences a tomar decisiones más inteligentes y mejor informadas como consumidor, y a mí me pasa igual.

Tenemos que comenzar a contrarrestar todo desde ya, trabajando con la información nutricional y las herramientas que tenemos disponibles hoy, y tenemos varias bastante buenas.

Aparte de tomar en cuenta la información existente de los "Azúcares totales" en las etiquetas de Información nutricional—si el total de azúcares en un producto es alto, *olvídalo*—, también tienes que vigilar de cerca la lista de ingredientes, porque las compañías la usan para encubrir el azúcar añadido llamándolo por otro nombre.

La lista de nombres alternativos del azúcar añadido o procesado, la cual deberías aprenderte con el tiempo para detectarlo en las etiquetas de ingredientes, incluye los siguientes:

- Agave (jugo/néctar/savia/sirope)
- Azúcar de pastelero
- Azúcar superfino
- Azúcar de Barbados
- Azúcar de remolacha
- Melaza residual
- Moreno (azúcar/sirope de arroz)
- Jarabe de mantequilla
- Caña (jugo/azúcar/jarabe/cristales)
- Caramelo
- Algarroba (sirope/polvo)
- Azúcar glas (Caster)
- Rocas de azúcar chinas
- Clintose
- Azúcar de confitería
- Maíz (sirope/jarabe de glucosa/edulcorante)
- Fructosa cristalina
- Azúcar de dátiles
- Azúcar demerara
- Dextrosa
- Drimol
- Drisweet
- Edulcorante de pasas
- Lactosa comestible
- Jugo de caña evaporado
- Flomalt
- Florida Crystals
- Fructosa (edulcorante)
- Jugo de fruta (concentrado)
- Gem Sugar
- Azúcar glas
- Azúcar glas vidriada
- Dorado (azúcar/sirope)
- Goma (sirope)

- Uva (azúcar/jarabe)
  - Edulcorante granulado
  - Azúcar granulado
  - Jarabe de maíz alto en fructosa
  - Miel
  - Honi-Bake
  - Honi-Flake
  - Azúcar molido
  - Azúcar invertido (Trimoline)
  - Isoglucosa
  - Isomaltulosa
  - Kona ame
  - Lactosa
  - Edulcorante líquido
  - Malta
  - Maltosa
  - Maple o arce (azúcar/sirope)
  - Mizu ame
  - Melaza
  - Azúcar moscabado
- Nulomoline
- Azúcar moreno (crudo) orgánico
- Panela (raspadura, papelón, chancaca)
- Panocha (piloncillo)
- Azúcar en polvo
- Azúcar moreno (crudo)
- Azúcar refinada
- Sirope de arroz
- Roca de azúcar
- Sorgo (sirope)
- Edulcorante de almidón
- Sucanat
- Sacarosa
- Sucrovert
- Remolacha azucarera
- Azúcar invertido (racúza)
- Sweet 'N' Neat
- Azúcar de mesa
- Melaza (jarabe sin cristalizar)
- Trehalosa

- Tru Sweet
- Azúcar turbinado
- Azúcar de vainilla
- Versatose
- Wasanbon
- Azúcar amarillo

Mientras más te familiarices con estos nombres código del azúcar, más podrás detectar y evitar productos que lo contienen, y así las compañías no te meterán gato por liebre.

Resta, resta, resta

Un estudio reciente demostró que las principales fuentes de azúcar en la dieta americana son:

- Bebidas endulzadas con azúcar (37.1%)
- Productos de pastelería dulces como tortas, galletas y donas (13.7%)
- Bebidas de jugo de frutas (8.9%)
- Postres lácteos como helado (6.1%), y
- Caramelos (5.8%)

Tu misión para tu barriga de azúcar es eliminar de tu dieta tantas de estas cosas como te sea posible.

¿Cuál es la mejor forma de hacerlo?

Presta atención.

Elimina todas las bebidas, excepto el agua y la leche

Comienza por botar cualquier bebida azucarada que ya hayas comprado, incluyendo gaseosas, jugos, bebidas energéticas y aguas vitaminadas. Adiós.

Puedes quedarte con la leche sin endulzar porque contiene lactosa (que tu hígado convierte en glucosa, no en fructosa) y muchas vitaminas y micronutrientes importantes.

Pero todo le demás debe irse.

Eso incluye los jugos de frutas, aun cuando la nueva etiqueta de información nutricional no especifica los azúcares añadidos en estos, porque *el jugo normalmente tiene más cucharaditas de azúcar por taza que la gaseosa.*

Así que no te bebas tu fruta; cómela entera… con la fibra intacta.

Cuando hayas terminado de limpiar tu despensa, las únicas bebidas que deberían quedar son el agua y la leche.

El café también está bien, siempre y cuando no le pongas azúcar.

En cuanto a las gaseosas sin azúcar y otros productos libres de azúcar o "ligeros", puedes consumirlos en moderación como una alternativa a los azucarados—yo, por ejemplo, hago trampa en algunas de mis meriendas con Stevia—, pero sería mejor que también las eliminaras por tres razones.

Primero, de acuerdo con un estudio publicado en agosto de 2017 por investigadores de la Universidad de Yale, las bebidas y comidas sin azúcar, bajas en caloría y otras "de dieta" engañan a tu cerebro para hacerte engordar. Esto ocurre porque tu cerebro asocia el sabor de algo dulce con una infusión de azúcar y energía, y actúa acorde a esto enviándole una señal a tu páncreas para que cree más insulina, la cual te engorda.

Los científicos no están seguros exactamente de qué pasa cuando tu cerebro finalmente se da cuenta de que el azúcar y la energía no llegaron en ese momento, pero muchos creen que este truco en el Juego de Hormonas hace que te antojes de más azúcar, y esos antojos causan problemas.

La profesora Dana Small, autora del estudio, lo explica así: "Una caloría no es una caloría". Es decir, "cuando el sabor dulce y la energía [provenientes de las calorías del azúcar y los carbohidratos] no están combinados, se metaboliza menos energía y se envían señales imprecisas al cerebro. Ambas acciones pueden afectar la salud metabólica".

Segundo, y este punto está indudablemente relacionado con el primero, los endulzantes artificiales también pueden causar la barriga de azúcar. Un estudio publicado en 2015 por el *Journal of the American Geriatrics Society* encontró un vínculo entre el aumento del consumo de gaseosas dietéticas y la obesidad abdominal. Más específicamente, el estudio descubrió que los adultos mayores que bebían gaseosas de dieta diariamente vieron que su cintura se expandió unas tres veces más que aquellos que no lo hicieron durante un periodo de nueve años.

Tercero, el jurado aún no se ha decidido sobre cómo todos estos nuevos endulzantes artificiales afectan tu salud y estado fitness a largo plazo. ¿Quién sabe lo que hacen realmente? Es algo impredecible.

A la luz de todo esto, ¿por qué arriesgarse?

De todas formas, la mayoría de las cosas sin azúcar saben a químicos. Incluso podrías notar que cuando dejes de beber gaseosas y bebidas de dieta, se te quitarán los antojos por estas completamente, y te preguntarás por qué las bebías en primer lugar.

Elimina comidas que no pasen la prueba de la barriga de azúcar

¿Tienes donas, tortas o galletas en casa?

Mal lector. Todo eso debe ir a la basura.

Por favor tíralas allí, justo ahora, y felicítate por hacerlo.

Después haz lo mismo con todas las otras comidas en tu refrigerador y tu despensa que no puedan pasar la prueba de la barriga de azúcar.

Para pasar esa prueba, un producto alimenticio debe contener:

1. Poco o nada de azúcar añadido,

    • Aclaratoria: No tienes que botar todos los productos alimenticios que tengan algo de azúcar añadido (eso no es realista ni sostenible), pero usa tu cabeza. Si la cantidad de azúcar en un producto en particular se ve alta, es basura.

2. Al menos 3 gramos de fibra, y

3. Nada de grasas trans o grasas Omega-6.

    • Aclaratoria: La mayoría de las "grasas" son saludables y deliciosas—amo mis aguacates (paltas) y nueces, por ejemplo—, pero las comidas que contienen las dañinas grasas trans u Omega-6 procesadas deberían ser eliminadas de tu lista de compras permanentemente.

Puede que necesites un contenedor de basura más grande después de este ejercicio de eliminación, pero vale la pena.

La naturaleza detesta los vacíos. Antes de que te des cuentas, habrás reemplazado toda esa comida falsa y azucarada con cosas *reales* y saludables, y con ello desaparecerá tu barriga de azúcar.

Come afuera sabiamente

Soy un soltero que no cocina ni mantiene muchos alimentos y bebidas en su casa. No disfruto cocinar para una persona y como en exceso si tengo comida a mi alrededor mientras trabajo en casa.

Eso significa que como afuera varias veces todos los días, y me he vuelto bueno en eso con el tiempo.

Ocasionalmente cometo errores cuando voy a un restaurante nuevo y no estoy familiarizado con el menú, pero he aprendido a pedir comidas y bebidas con poco azúcar añadido y mucha fibra la mayoría de las veces, y como muy bien.

La comida de restaurante es difícil porque normalmente se sirve con poca o ninguna información nutricional. Puede que se vea bien en el menú, pero las apariencias pueden ser engañosas.

Para ilustrar este punto, aquí hay algunos datos sobre los azúcares añadidos en comidas de algunos de los restaurants más populares de Estados Unidos, y toda esta información está al alcance de forma online:

Applebee's:

- Ensalada de pollo con corteza de pacana (65 gramos de azúcar)
- Macarrones 4 quesos con deditos de pollo con miel y pimienta (53 gramos de azúcar)

California Pizza Kitchen:

- Ensalada de chuleta de cerdo (68 gramos de azúcar)
- Ensalada crujiente Thai (51 gramos de azúcar)

Cheesecake Factory:

- Tostadas francesas Napoleón con sirope (139 gramos de azúcar)
- Tostadas francesas caramelizadas (120 gramos de azúcar)

Chili's:

- Tiras de pollo frito con miel y chipotle y waffles (105 gramos de azúcar)
- Ensalada caribeña con pollo a la parrilla (70 gramos de azúcar)

- Tiras de pollo frito extra picantes (55 gramos de azúcar)

- Alitas de pollo con miel y chipotle (40 gramos de azúcar)

IHOP:

- Crepes de banana con Nutella (67 gramos de azúcar)

- Panqueques Cinn-A-Stacks (60 gramos de azúcar)

Longhorn Steakhouse:

- Pollo a la parrilla con ensalada de fresas (41 gramos de azúcar)

- Filete de churrasco con plátanos (31 gramos de azúcar)

- Refrescos para niños (¡312 gramos de azúcar!)

P.F. Chang's:

- Pollo picante, sin gluten (90 gramos de azúcar)

- Pollo agridulce (69 gramos de azúcar)

- Carne a la Sichuan (67 gramos de azúcar)

Yardhouse:

- Pollo picante Nashville (75 gramos de azúcar)

- Pollo con piña Maui (73 gramos de azúcar)

- Batata (camote, boniato) fritas (42 gramos de azúcar)

Entonces, ¿cómo puedes reducir la posibilidad de consumir demasiado azúcar cuando comes afuera?

Estas son algunas reglas generales que me han funcionado bien:

- Dile a tu mesero que no quieres pan, chips o crotones en la comida o en la mesa, incluso si pides una hamburguesa con tocino. Solo dile que no comes esas cosas, así que mejor las guarden para alguien más.

- Omite el postre, excepto en ocasiones especiales. La mayoría de los postres en los restaurantes tiene azúcar añadido hasta el hartazgo. Sé que esto no suena divertido, pero en poco tiempo te sorprenderá cuán fácil es decirle "no" al postre. Simplemente dejan de ser un antojo para ti como antes.

- Si piensas comprar alimentos o bebidas que vienen en empaques, botellas o envoltorios, lee la etiqueta de Información nutricional y presta especial atención a la cantidad de azúcares totales y fibra, así como al tamaño de la porción. Si ambas cifras no son buenas, no lo compres.

- Muchos aderezos de ensaladas contienen azúcar añadido que puede convertir tu saludable ensalada en un subidón de insulina. Quédate con aquellos que tienen de 0 a 2 gramos de azúcar.

- Evita la comida rápida, que es normalmente azucarada, sin fibra y nada saludable, *a menos que* le hayas dado un vistazo a la información nutricional del menú (disponible online) y hayas encontrado algo que es relativamente bajo en azúcar y alto en fibra, sin grasas trans. Te tomará un poco de tiempo investigar, pero usualmente puedes encontrar una o dos comidas que no empeorarán tu barriga de azúcar.

- Bebe café regular la mayoría de las veces. Puedes añadirle leche si quieres—yo lo hago, y mi mayor debilidad actualmente son los cappuccinos porque sé que tienen algo de lactosa—, pero aléjate de las bebidas de café estrafalarias y azucaradas en los cafés y otros establecimientos.

- Bebe agua sin endulzar, no gaseosas, jugos o alcohol (excepto vino tinto con moderación).

- Pide comidas llenas de *saludables* proteínas (ej., pollo horneado o a la parrilla, pavo, filete, huevos), grasas (ej., aguacate/palta, tocino, nueces, semillas) y carbohidratos (vegetales, frutas y otras cosas que sean altas en fibra y relativamente bajas en azúcar añadido, como el cereal *Fiber One*).

- Por último, no asumas ni te arriesgues. Infórmate antes de consumir algo. Por ejemplo, si sospechas que un plato en particular puede ser alto en azúcar, no lo pidas o revisa rápidamente Google para saber la verdad. Casi siempre puedes encontrar rápidamente suficiente información nutricional online para tomar una decisión bien informada acerca de lo que planeas comer o beber.

El paso uno para perder tu barriga de azúcar involucra eliminar tanto azúcar añadido de tu dieta como sea posible. Me di cuenta que renunciar a algo que te gusta puede ser un fastidio, y todos amamos el sabor del azúcar. Pero no te preocupes. La ayuda viene en camino.

El paso dos hace que el secreto de la barriga de azúcar sea tolerable y sostenible, porque puedes *añadir* comidas deliciosas que están prohibidas en esas dietas nazis anti-carbohidratos, *siempre y cuando sean altas en fibra*.

El capítulo 4 te mostrará cómo hacerlo.

CAPÍTULO 4

Añade fibra

Solía pensar que solo las personas viejas y estreñidas necesitaban fibra, pero estaba equivocado.

Es realmente tu arma secreta en la guerra contra la barriga de azúcar.

La fibra no solo ayuda a prevenir la barriga de azúcar, sino que también te permite comer muchos carbohidratos sabrosos que de otra manera no podrías consumir sin engordar.

Muchas dietas altas en carbohidratos funcionan precisamente porque la fibra mitiga el impacto de esos carbohidratos adicionales.

Sin embargo, al igual que un buen hombre o una buena mujer, la fibra es cada vez más difícil de encontrar.

Las compañías han *removido* toda o gran parte de la fibra de muchos alimentos porque reduce su vida útil, incrementa el tiempo que se requiere para cocinar y comer el alimento y encarece el producto. Nada de esto le es útil a una industria multinacional que trata de maximizar sus ganancias y cuotas del mercado.

Por lo tanto, terminamos comiendo alimentos con poca o nada de fibra y demasiado azúcar, lo que es exactamente el por qué los dos primeros pasos de este progreso de la barriga de azúcar son contramedidas: restar el azúcar añadido y añadir la fibra.

De verdad es simple, pero debes comenzar a estar alerta y modificar tus hábitos de consumo si vas a "*desprocesar*" tu dieta... y mantenerla real.

Experimenté esto recientemente cuando visité dos de los supermercados más grandes de Medellín, Colombia, donde estoy mientras escribo esto. Fui a buscar mi cereal alto en fibra favorito, *Fiber One* (14 gramos de fibra, 0 gramos de azúcar), y no lo encontré. Traté de encontrar uno similar, posiblemente una alternativa colombiana, pero nada se le parecía. Todas las etiquetas de Información nutricional que revisaba mostraban un alto contenido en azúcares añadidos y/o un relativamente bajo contenido en fibra.

Le mejor que pude conseguir fue *All Bran* (12 gramos de fibra, 9 gramos de azúcar), lo cual es aceptable para consumirlo ocasionalmente, pero 9 gramos de azúcar por porción es una cantidad más alta de lo que me gustaría. También tengo la tendencia a comer demasiado cereal cuando sabe a golosinas, y *All Bran* es sorprendentemente dulce. Así que me fui a casa con las manos vacías.

Pero no importa. Dejé de comer tanto cereal aquí en Colombia— al menos hasta que encuentre uno bueno—y lo reemplacé con otras comidas de desayuno que son altas en fibra. Y no fue tan difícil de hacer, incluso estando aquí en Medellín.

¿Por qué es importante encontrar, comprar y comer al menos algunos alimentos que sean altos en fibra? Porque la barriga de fibra previene la barriga de azúcar.

Así es, la fibra es tu amiga y aliada en la batalla contra la barriga de azúcar. Puede ayudarte a ganar el Juego de Hormonas… si la incluyes en el juego.

Barriga de fibra

La fibra nos protege del azúcar al actuar como un policía de tránsito en nuestros intestinos.

Sin ponerme muy técnico y hacer que te duermas del aburrimiento, esto funciona así:

Existen dos tipos de fibra saludable: soluble e insoluble.

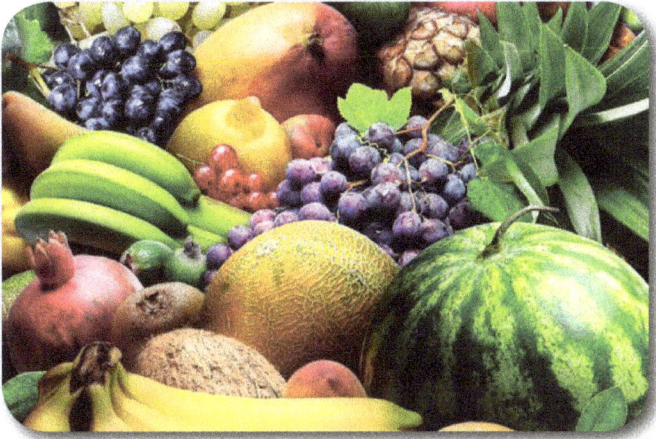

La mayoría de los alimentos vegetales y las frutas contienen una combinación de fibra soluble e insoluble. Cuando comes un alimento fibroso, la fibra transita por tus intestinos e instala una barricada temporal contra el azúcar y otros carbohidratos.

La fibra insoluble actúa como la barrera principal porque es más dura, y la fibra soluble (la cual se convierte en una sustancia gelatinosa cuando llega al estómago) tapa los huecos que hayan quedado en esa barrera.

Entonces, se unen para hacer tres cosas.

Primero, la fibra soluble y la insoluble redirigen una parte de la energía (azúcar y otros carbohidratos) de nuestra comida hacia la flora intestinal, que se la *come*, reduciendo así la absorción de carbohidratos en el resto de nuestro cuerpo pero dejando que las vitaminas y micronutrientes pasen sin problemas.

Segundo, cuando estos fibrosos policías de tránsito liberan otra energía en nuestro torrente sanguíneo, lo hacen a una menor velocidad (asegurándose de que se respete el límite de velocidad más bajo) y esto protege nuestro hígado, páncreas y cerebro de un subidón de azúcar que inundaría el cuerpo con un exceso de esa insulina productora de grasa.

Tercero, la fibra también ayuda a nuestro cerebro a recibir la señal de la leptina ("saciedad") mucho antes, porque llega al final del intestino más rápido que todo lo demás, haciéndonos sentir llenos (saciados) y disminuyendo nuestro antojo por otra porción.

En resumen, la fibra limita nuestra absorción de fructosa (que de lo contrario fastidiaría al hígado) y otros carbohidratos que potencialmente engordan, reduce nuestra respuesta a la insulina y mejora la señalización de la leptina, y todo esto previene la barriga de azúcar.

En otras palabras, la fibra es sorprendentemente genial.

Es por eso que la *calidad* de nuestras calorías importa tanto o más que la cantidad, y la razón por la que la estrategia de contar calorías para perder peso falla a menudo.

Cuando comes frutas, vegetales y carbohidratos complejos sin procesar altos en fibra, tu flora intestinal se deshace de muchas de esas calorías antes de que se liberen en tu torrente sanguíneo y desacelera el resto, de una forma que hace que sean menos propensas a producir la barriga de azúcar.

Nada mal, ¿eh?

¿Y qué tal el jugo de frutas?

Las apariencias engañan.

El jugo de fruta engaña a mucha gente, incluyéndome a mí por muchos años, porque *parece* saludable. ¡¿Quién podría negarse a un vaso de jugo de naranja?! Pero la verdad es que es un caballo de Troya para el azúcar añadido.

Los jugos y los smoothies realmente *causan* barriga de azúcar porque las compañías le quitan a la fruta toda o casi toda la fibra durante el procesamiento.

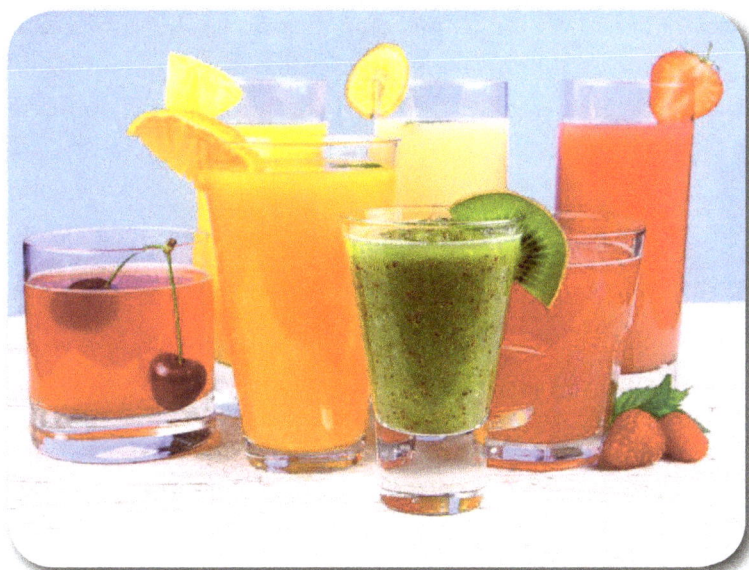

Sin una alcabala fibrosa que redirija parte de ese azúcar a tu hambrienta flora intestinal y desacelere el resto, los jugos desencadenan un caos en tu metabolismo y contribuyen enormemente con la barriga de azúcar.

No bebas tu fruta. Come fruta real, fibrosa y entera.

Detectando la fibra

Perder la barriga de azúcar requiere de habilidades avanzadas para detectar la fibra, pero es mucho más fácil que detectar el azúcar si recuerdas hacer un par de cosas.

Primero, cuando leas las etiquetas de Información nutricional, revisa cuántos gramos de fibra contiene el alimento y cuánto de esta es soluble e insoluble. Las compañías de alimentos no pueden esconder la bola como lo hacen con los "Azúcares añadidos". Tienen que decirte cuánta fibra hay, pero queda de tu parte leer todo.

Si un producto alimenticio tiene al menos 3 gramos de fibra y el contenido de azúcar añadido no es demasiado alto en relación con la fibra, no te hará daño. De lo contrario, sigue buscando.

Segundo, si no hay una etiqueta de Información nutricional y no sabes a ciencia cierta cuánta fibra y cuánto azúcar tiene un alimento o bebida en particular, haz una búsqueda de información en internet, si tienes acceso. A menudo encontrarás rápidamente las respuestas que necesitas.

Tercero, si estás en un restaurante y no cuentas ni con la etiqueta de Información nutricional ni con internet para hacer tu investigación, usa tu cabeza. Tómate un tiempo para aprenderte qué alimentos proporcionan más fibra para contrarrestar los (azucarados) carbohidratos que estás consumiendo, y cuáles no. Entonces, pide cosas buenas.

Aquí te dejo algunas reglas generales para simplificar el proceso:

Detecta y evita estas cosas con poca o nada de fibra

Jugos de frutas y smoothies

Simplemente dile no a los jugos de frutas y smoothies, a menos que quieras una barriga de azúcar.

Esto aplica también para el jugo de ciruela. A diferencia de la mayoría de los jugos de frutas, el jugo de ciruela contiene unos cuantos gramos de fibra, pero también contiene demasiado azúcar añadido como para que valga la pena. En vez de eso, come ciruelas. Problema resuelto.

Alimentos blancos

De ahora en adelante, olvídate de los alimentos blancos, especialmente arroz blanco, pasta, pan y panqueques y waffles hechos con harina blanca refinada.

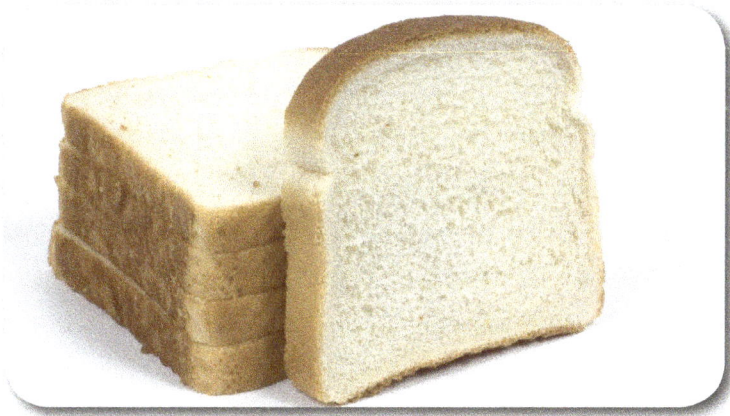

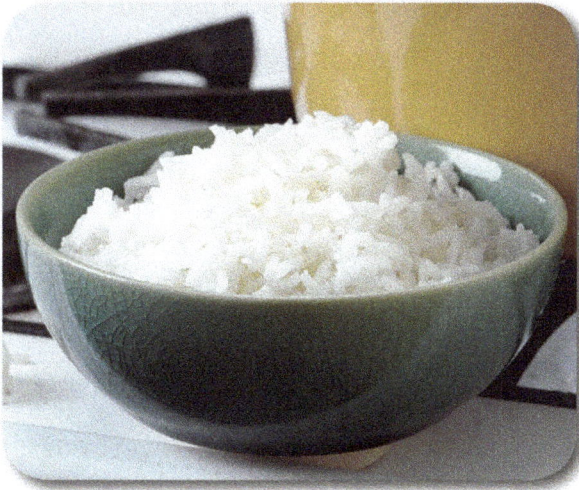

Hasta aquí llegó el privilegio de los blancos.

Las comidas blancas deben desaparecer porque tienden a ser sinónimo de alimentos procesados y bajos en fibra que causan y exacerban la barriga de azúcar.

La única excepción posible a esta regla general son las papas blancas, pero si las consumes con la piel. Francamente, las como muy poco porque son altas en carbohidratos almidonados y azúcar (4.2 gramos por papa), pero ofrecen mucha fibra (8.9 gramos) y algo de proteína (6.2 gramos) para equilibrar las cosas.

Cereales azucarados y bajos en fibra

La mayoría de los cereales fríos contribuyen con la barriga de azúcar porque no contienen suficiente fibra para contrarrestar todo el azúcar añadido.

Hay demasiados perdedores para mencionar, pero algunos de los peores delincuentes son:

- Cap'n Crunch de Quaker Oats – 15.69 gramos de azúcar y 0.9 gramo de fibra por taza;

- Honey Smacks de Kellogg's – 15 gramos de azúcar y 1 gramo de fibra por taza;

- Golden Crisp Cereal de Post – 14 gramos de azúcar y 1 gramo de fibra por taza;

- Smorz de Kellogg's – 13 gramos de azúcar y 1 gramo de fibra por taza;

- Lucky Charms de General Mills – 12.6 gramos de azúcar y 1.8 gramos de fibra por taza;

- Apple Jacks con malvaviscos de Kellogg's – 12 gramos de azúcar y 2 gramos de fibra por taza; y

- Honey Graham Oh's Cereal de Quaker Oats – 12 gramos de azúcar y 1 gramo de fibra por taza.

¿Todavía no estás listo para dejar de comer estas cosas?

Considera esto: Una caja de todos estos cereales mencionados contiene más de 40% de azúcar (visualiza los terrones de azúcar), y algunos contienen más de 50% de azúcar, con el Honey Smacks de Kellogg's encabezando la lista con 56.6% de azúcar… y apenas 1 gramo de fibra.

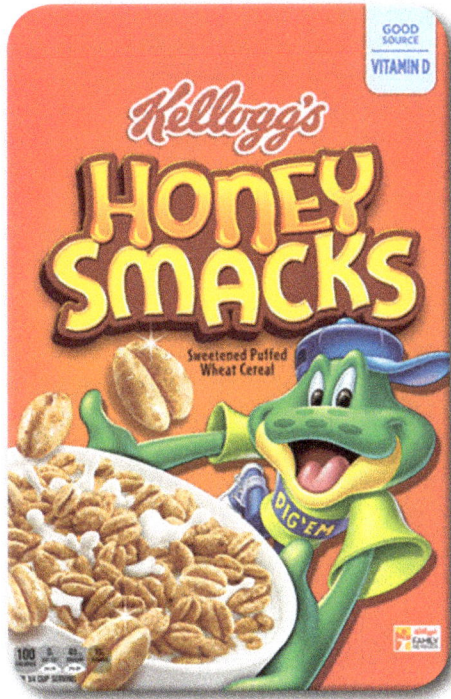

Oye, despierta. No arruines tu nutrición por andar comiéndote esta caja de azúcar.

Como comparación, un Hostess Twinkie contiene 16 gramos de azúcar y nada de fibra. Los cereales de mi lista son ligeramente mejores que eso si solo comes una taza, ¿pero quién realmente se come solo una taza de cereal en la mañana?

Casi toda la comida rápida

La mayoría de la comida rápida es baja en fibra y alta en azúcar añadido—la receta para la barriga de azúcar—y debería ser evitada donde y cuando sea posible.

Los hotcakes de McDonald's, por ejemplo, contienen 45 gramos de azúcar y apenas 2 gramos de fibra. Te engordarán, les pongas o no jarabe y mantequilla.

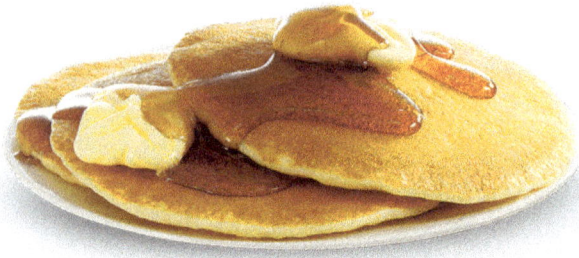

Podría darte miles de ejemplos más de comida rápida que producen barriga de azúcar, pero piénsalo así: cuando tengas dudas acerca de una comida rápida, no la comas. Asume lo peor y, usualmente, estarás en lo correcto. Es mejor que aguantes el hambre por un rato hasta que encuentres comida real.

Pero seamos justos. Si investigas es probable que encuentres al menos un elemento en el menú de cualquier restaurante de comida rápida que no sea un desastre nutricional, y unos cuantos que no estén tan mal.

La Ensalada Bacon Ranch con Pollo Crujiente de McDonald's, por ejemplo, contiene 4 gramos de fibra, 4 gramos de azúcar y 33 gramos de proteína. No sé cómo sabe, pero si tuviera que comer en un McDonald's pediría una de estas con agua o café.

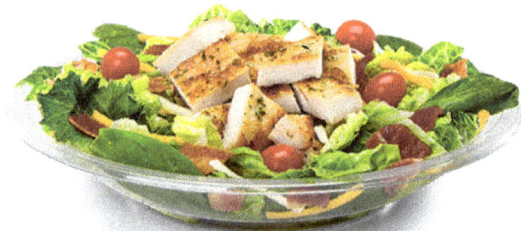

El clásico Egg McMuffin de McDonald's tampoco está tan mal. Contiene 2 gramos de fibra, 3 gramos de azúcar y 18 gramos de proteína. Pedí uno hace poco cuando iba camino a un evento y no me sentí tan culpable por habérmelo devorado.

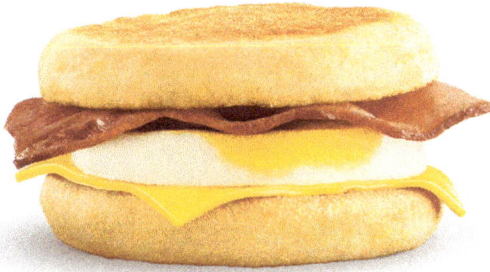

Detecta y come esto

Hay muchas formas de añadir fibra para el progreso de la barriga de azúcar, dependiendo del tipo de alimentos que disfrutes comer todos los días.

Simplemente elige productos de la siguiente lista o encuentra otros alimentos altos en fibra y bajos en azúcar para garantizar que estás consumiendo tus carbohidratos con fibra, de cualquier fuente.

Vegetales

Mira, no voy a pretender ser uno de esos tipos a los que les encantan los vegetales, pero algunos saben mejor que otros y los como casi todos los días porque me proporcionan micronutrientes importantes y la fibra que necesito para combatir la barriga de azúcar.

Algunas fuentes de fibra realmente buenas incluyen:

- *Alcachofas* – Más fibra por porción que cualquier otro vegetal,

- *Arvejas/guisantes/chícharos* – 8.8 gramos de fibra por taza, hervidos;

- *Chirivía* – 7 gramos de fibra por taza, cocida;

- *Brócoli* – 5.1 gramos de fibra por taza, hervido;

- *Coles de Bruselas* – 4.1 gramos de fibra por taza, hervidas;

- *Espinaca* – 4 gramos de fibra por taza, cocida;

- *Maíz dulce* – 3.6 gramos de fibra por taza, hervido;

- *Zanahorias* – 2.3 gramos de fibra por media taza, cocidas.

Frutas

Me encanta la fruta entera como fuente de fibra a pesar del azúcar natural que contiene. La considero un postre y raramente me excedo, pero la capacidad de comer fruta y aun así perder tu barriga de azúcar es una de las principales razones por las que el Secreto de la Barriga de Azúcar es un plan que puedes seguir a largo plazo.

Algunas de las estrellas en la categoría de frutas son:

- *Frambuesas* – 8 gramos de fibra por taza, crudas;

- *Moras* – 7.6 gramos de fibra por taza, crudas;

- *Aguacate/palta* – Este superalimento, el cual solía rechazar pero que ahora me encanta, contiene 6.7 gramos de fibra por taza, crudo. También está lleno de vitaminas y grasas saludables;

- *Peras* – 5.5 gramos de fibra, con la piel;

- *Manzanas* – 4.4 gramos de fibra, con la piel;

- *Bananas/plátanos y naranjas* – 3.1 gramos de fibra, de tamaño mediano;

- *Fresas* – 3.0 gramos de fibra por taza.

Leguminosas, semillas y nueces

Este grupo de alimentos ofrece una cantidad poderosa de fibra y otros beneficios. Si no comes al menos algunos de estos regularmente, es hora de que comiences a hacerlo.

- *Arvejas partidas* – 16.3 gramos de fibra por taza, hervidas, y son ricas en proteínas;

- *Lentejas* – 15.6 gramos de fibra por taza, hervidas;

- *Frijoles negros* – 15 gramos de fibra por taza, cocidos, y están llenos de proteína y carbohidratos complejos y, a diferencia de los frijoles cocidos dulces (una receta típica de algunas zonas de los Estados Unidos), extremadamente bajos en azúcar;

- *Semillas de chía* – Este es uno de los alimentos más saludables que puedes comer. Una porción de 1 onza (unas dos cucharadas) está llena de 11 gramos de fibra, 4 gramos de proteína, 9 gramos de grasas saludables y toda clase de vitaminas y antioxidantes… y por su sabor suave y a nueces es fácil añadir estas semillas a casi cualquier cosa;

- *Frijoles lima* – 9 gramos de fibra por taza, cocidos o enlatados;

- *Quínoa entera* – Este superalimento es clasificado frecuentemente como un grano entero, pero técnicamente es una semilla así que la puse aquí para que comer semillas sea más genial. Contiene 5 gramos de fibra y 0 gramos de azúcar cuando se cocina;

QUINOA
Nutrition Facts

serving size: 1 cup, cooked

calories	222
total fat	4 g
total carbs	39 g
dietary fiber	5 g
sugars	0 g
protein	8 g
vitamins & minerals	
vitamin E	6%
thiamin	13%
iron	15%
magnesium	30%
phosphorus	28%
zinc	13%
copper	18%
manganese	58%

simplyquinoa.com

- *Amaranto* – Esta es otra semilla, como la quínoa, con cualidades de grano. Contiene 5.2 gramos de fibra por taza;

- *Almendras* – 3.5 gramos de fibra por onza (23 almendras),

- *Pistachos* – 2.9 gramos de fibra por onza (49 pistachos),

- *Pacanas* – 2.7 gramos de fibra por onza (19 mitades).

Cereal de salvado alto en fibra y bajo en azúcar

Puedes añadir fibra a tu dieta comiendo cereal de salvado o integral… si eliges sabiamente.

Mis dos favoritos son:

- *Shredded Wheat,* sin azúcar añadido – 6 gramos de fibra y 0 gramos de azúcar por porción, y

- *Fiber One* – 14 gramos de fibra y 0 gramos de azúcar por porción.

Pan integral alto en fibra

También puedes comer pan si es alto en fibra y bajo en azúcar añadido, pero ten cuidado.

Por favor, no asumas que un pan o producto de grano es alto en fibra y bajo en azúcar solo porque ves la palabra "trigo". La mayoría de las compañías que hacen pan de trigo le añaden azúcar y colorantes para hacerlo lucir más saludable (y menos procesado) de lo que realmente es. Ten cuidado con panes que digan "ligero" o incluso "alto en fibra". ¡Revisa la etiqueta antes de comprar!

Por ejemplo, este es un pan "Fit Integral" de una compañía llamada *Bimbo* que compré recientemente en Medellín, Colombia, esperando que hiciera honor a su nombre.

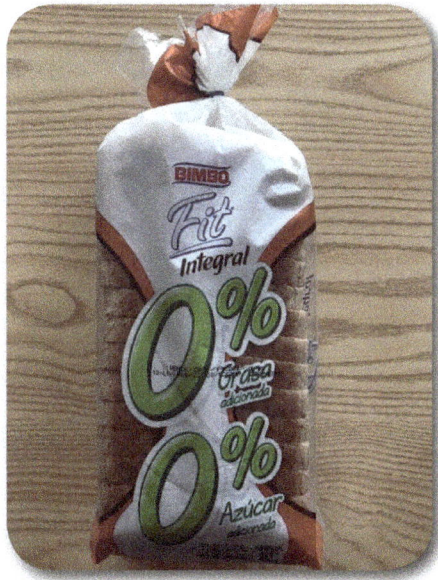

Como puedes ver, pusieron "0% Azúcar adicionado" justo en el frente del empaque. Intrigado, lo volteé para revisar la etiqueta de Información nutricional y, si bien contiene 2 gramos de azúcar por porción (2 rebanadas), también contiene 4 gramos de fibra y 10 gramos de proteína saludable. ¡Nada mal!

Estoy seguro de que puedes encontrar un pan con menos azúcar y más fibra que el mío en el país donde estás leyendo esto. En Estados Unidos, por ejemplo, Whole Foods y Trader Joes probablemente ofrecen mejores opciones, pero puedo comer un par de rebanadas de pan Bimbo de vez en cuando sin preocuparme por la barriga de azúcar.

Otros granos enteros sin endulzar

- *Cebada perlada* – Come la cebada perlada (6 gramos de fibra, cocida) en vez de creer ilusamente que puedes beberla en una cerveza (0 gramos de fibra);

- *Avena* – 4 gramos de fibra, cocida; y

- *Arroz integral o salvaje:* Elige arroz integral de grano largo (1.8 gramos de fibra por media taza, cocido) o arroz salvaje en vez de la cosa blanca.

Bocadillos altos en fibra y bajos en azúcar

Algunos bocadillos tienen un balance aceptable entre fibra y azúcar y pueden ser consumidos con moderación. Por ejemplo:

- *Palomitas de maíz hechas con aire* – Algunas palomitas (pochoclo, crispetas) son malas para ti. Por ejemplo, las que te venden en los cines, llenas de mantequilla, tienen hasta 4.5 gramos de dañinas grasas trans. Pero tres tazas de palomitas hechas con aire contienen casi nada de azúcar (0.2 gramos), nada de grasas trans y 3.6 gramos de fibra.

- *Barra de proteína Quest (Cookies & Cream)* – Como regla, deberías evitar las barras de proteína porque son altamente procesadas y es difícil de descifrar su contenido, pero confieso que como las barras de proteína Quest de vez en cuando. Mi favorita es la de Cookies & Cream, la cual contiene 14 gramos de fibra, 1 gramo de azúcar y 21 gramos proteína.

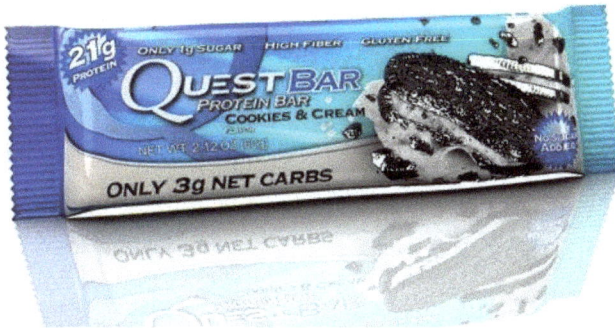

- *Otros bocadillos que pasan la prueba de la Barriga de Azúcar* – Si lees cuidadosamente las etiquetas de Información nutricional y las listas de ingredientes, puedes encontrar otros bocadillos que sean altos en fibra y bajos en azúcar. Recientemente visité una tienda de comida saludable aquí en Medellín y regresé a casa con un par de bolsas de mis galletas de proteína *Elemental* favoritas, por ejemplo. Tienen varios tipos, pero la que más me gusta es la de Coconut Orange, que contiene 21.6 gramos de proteína, nada de azúcar y 10 gramos de fibra. Le añadieron algo de Stevia, pero aparece de última en la lista de ingredientes. Eso funciona para mí.

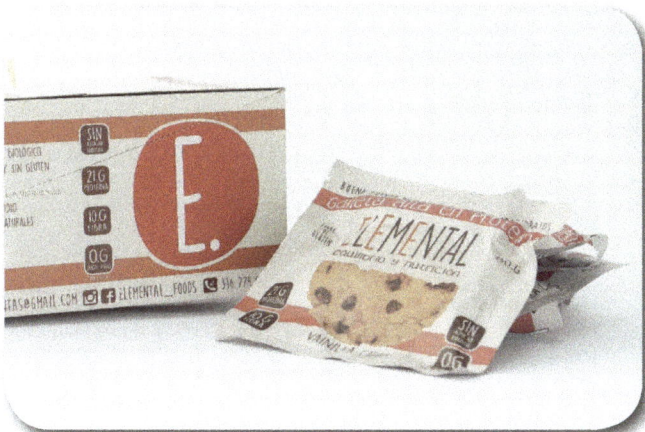

Casos difíciles

- *Pasta integral* – ¿Crees que *todas* las pastas están prohibidas debido a su contenido de carbohidratos? Pues no. Si eliges una buena pasta integral (6.3 gramos de fibra, cocida) y el nivel de azúcar no es exagerado, puedes darte tu gusto. Solo recuerda revisar muy bien la etiqueta.

- *Batatas, con piel*: Todos deliran por las batatas (boniatos, papas dulces) y es cierto que contienen muchas vitaminas y micronutrientes, pero una sola batata de 130 gramos contiene 5.43 gramos de azúcar y solo 3.9 gramos de fibra. La fibra es buena, pero eso es mucho azúcar. Piénsalo dos veces antes de elegir una de estas si tienes otras opciones.

¿Tiene alguna desventaja el añadir fibra en el paso dos del Secreto de la Barriga de Azúcar?

Sí, pero no es gran cosa.

Si añades *demasiada* fibra a tu dieta puede causar hinchazón temporal, incomodidad intestinal y muchos viajes al baño horas después.

Así que comienza añadiendo un poco más cada día y mira cómo responde tu cuerpo, en vez de lanzarte a un cambio radical con media caja de *Fiber One*.

Además, incluso si añades la cantidad exacta de fibra a tu dieta, puedes esperar más, ahem, flatulencia.

Así es. Vas a incrementar tu huella de carbono emitiendo un poco más de gases a la atmósfera, igual que las vacas.

Pero mira el lado positivo…

Literalmente estarás eliminando a pedos tu barriga de azúcar.

Simplemente no exageres con la fibra, por tu bien… y el mío.

CAPÍTULO 5

Resta el alcohol

Mi viejo amigo, el gurú del fitness Tony Horton, no bebía alcohol en la época del P90X, o al menos eso era lo que decía. Recuerdo que fui a una fiesta para celebrar la culminación del grupo de prueba del P90X con toda la pandilla. Todos bebían cerveza o cocteles, excepto Tony, quien para su mérito no necesitaba tragos para pasar un buen rato.

Supuestamente, el legendario boxeador Floyd Mayweather tampoco bebe alcohol, aunque es dueño de un club nudista en Las Vegas, al que asiste regularmente.

¿Esto significa que tienes que dejar de beber alcohol completamente para perder tu barriga de azúcar?

Absolutamente no.

Yo la verdad no lo dejo porque disfruto beber socialmente, como a la mayoría de la gente.

La bebida que elijo es el vino tino porque, como explicaré más a fondo a continuación, contiene valiosos antioxidantes y puede, de hecho, *prevenir* la barriga de azúcar si se consume con moderación.

También descubrí que el agua con gas y limón me calma la sed, funciona como un buen sustituto del alcohol y *luce* como una bebida real, lo que reduce la presión de tus compañeros para que bebas.

Pero no voy a mentir. Ocasionalmente también consumo otros tipos de alcohol aparte del vino tinto. No soy de los que beben en exceso, pero de vez en cuando me desvío del carril de la barriga de azúcar y en ocasiones especiales me he puesto alegre.

Por ejemplo, hace algunos meses me invitaron a un concierto en Medellín, Colombia, con un grupo de seis tipos de mi escuela de baile, y a la mayoría no los conocía bien. Todos estaban tomando una cerveza colombiana barata, y uno de ellos era el que compraba todo. Pensé en rechazar la cerveza y beber agua embotellada, pero no pude hacerlo. Era una oportunidad rara de pasarla bien con nuevos amigos con intereses similares en un país que no era el mío, y no quería ser el aguafiestas o el raro del grupo.

Al día siguiente me sentí culpable por haber bebido cerveza, pero no dejé que eso me arruinara el día. Volví al carril, no he tenido otra noche como esa desde entonces y a mi barriga no le pasó nada.

Nadie es perfecto, y cualquier sistema que te requiera perfección para perder tu barriga de azúcar es estúpido, poco realista y nada sostenible para casi todos nosotros.

Bebe de forma más inteligente

Si ya no bebes nada de alcohol por cualquier razón, estás adelantado en el juego. Puedes saltarte este capítulo y pasar al siguiente si quieres, o puedes leerlo solo por diversión.

Pero si eres como yo y disfrutas beber cantidades moderadas de alcohol socialmente, no tienes que dejarlo completamente de golpe para perder tu barriga de azúcar. Solo tienes que beber de forma más inteligente.

La verdad es que una pequeña ración diaria de alcohol puede ayudar a prevenir la obesidad y el síndrome metabólico, especialmente si eliges beber vino tinto, pero esa cantidad debe ser *pequeña*.

El problema es el consumo en exceso de bebidas alcohólicas. Eso definitivamente causa barriga de azúcar (o barriga cervecera) y síndrome metabólico, y saboteará tus esfuerzos en los pasos uno y dos del secreto de la barriga de azúcar si no dejas de hacerlo.

Demasiadas personas beben de forma excesiva en la actualidad, y se nota.

Según dos grandes encuestas nacionales hechas en los Estados Unidos, el número de personas diagnosticadas con alcoholismo entre 2001-2002 y 2012-2013 en ese país se incrementó en más de 49%, afectando a un 12.7% de la población total.

Eso significa que *más de 1 de cada 8 americanos calﬁcan actualmente como alcohólicos.*

Además, nadie quiere dejar de consumir alcohol.

Según una nueva encuesta hecha a americanos por Detox.net:

- 36% de los hombres y casi 26% de las mujeres no dejarían el alcohol por el resto de sus vidas incluso si eso signiﬁcara salvarle la vida a un extraño;

- Casi 35% de los bebedores diarios no permanecerían con sus parejas si la otra persona no aprobara su consumo de alcohol;

- 47.5% preferirían dejar el café por un mes que el alcohol;

- 37.6% preferirían dejar el azúcar por un mes que el alcohol;

- 17.1% preferirían dejar el sexo por un mes que el alcohol; y

- La persona promedio no dejaría el alcohol por el resto de su vida por menos de $365,458.

Afortunadamente, no tienes que dejar completamente el alcohol o el azúcar para perder tu barriga de azúcar y transformar tu vida. Simplemente tienes que eliminar parte de cada uno y añadir algo de fibra para ver y sentir los resultados que quieres.

Alcohol y fructosa—Elige tu veneno

El alcohol (también conocido como etanol) y la fructosa te engordan casi de la misma forma, razón por la cual la barriga de azúcar y la barriga cervecera están estrechamente relacionadas.

Producimos etanol al fermentar azúcar.

Una vez consumido, nuestro cerebro metaboliza un pequeño porcentaje de etanol para entonarnos (o emborracharnos), pero nuestro hígado hace el trabajo pesado real y le da prioridad a metabolizar el etanol sobre todo lo demás, incluyendo cualquier grasa almacenada que, bajo otras condiciones, tu cuerpo pudo haber quemado.

Por decirlo de alguna manera, el etanol hace que el quemar grasas quede relegado en el olvido.

Lo mismo ocurre con cualquier fructosa que consumas, excepto que *toda* la fructosa va directamente a tu hígado para que la metabolice. El resto de tu cuerpo no quiere tener nada que ver con ella.

¿Por qué el etanol y la fructosa van directamente al hígado?

Porque allí es donde el cuerpo metaboliza las toxinas o pseudo-toxinas.

Así que, en ese sentido, puedes elegir tu veneno: alcohol o azúcar añadido.

Ambos afectan tu Juego de Hormonas tomando por asalto a tu hígado y activando una reacción en cadena que te hace gordo, más gordo y obeso.

El alcohol es más peligroso (y probablemente más divertido) que la fructosa porque una parte de este se metaboliza de inmediato en el cerebro. Mientras que el consumo excesivo de azúcar no te dañará gravemente o te matará de forma instantánea, sí puedes hacerte un daño mayor o incluso permanente si bebes demasiado alcohol de una sentada. Todos hemos escuchados esas historias.

Pero recuerda esto: A largo plazo, el consumo en exceso tanto de azúcar como de alcohol causa muchos de los mismos problemas graves de salud, incluyendo obesidad en la forma de barriga de azúcar, barriga cervecera o una combinación de las dos.

Es por eso que restarlos de tu dieta tiene tanto sentido.

Vino tinto: Simplemente, lo mejor

Beber vino tinto en cantidades moderadas tiene numerosos beneficios potenciales para la salud.

El vino tinto proporciona 9.4% de tu aporte dietético de referencia de potasio, 5% de magnesio y entre 4% y 9% de hierro, pero eso es solo la punta del iceberg.

También contiene antioxidantes saludables, incluyendo flavonoides y neoflavonoides, y uno de los neoflavonoides—un químico llamado *resveratrol* derivado de la piel de las uvas—puede ayudar a quemar la persistente grasa que forma la barriga de azúcar, reducir la inflamación asociada con la obesidad, combatir el cáncer y reducir tu riesgo de enfermedad cardiaca.

(Consejo: De todos los vinos tintos, el Pinot Noir contiene la concentración más alta de resveratrol. Así que a menos que tengas una fuerte preferencia por otro tipo, elige el Pinot.)

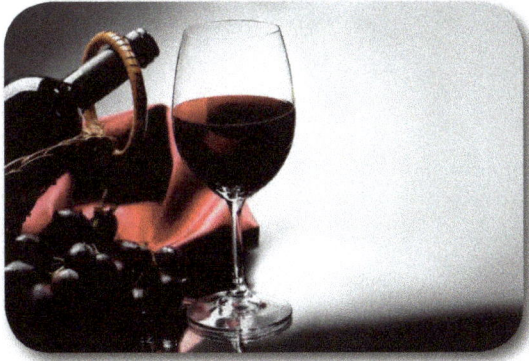

¿No es asombroso?

El vino blanco también tiene resveratrol, pero el tinto contiene más porque se fermenta por más tiempo con las pieles de las uvas. El vino tinto también tiene menos fructosa (de 0.5 a 1 gramo por copa) que el vino blanco (de 1.25 a 1.5 gramos por copa), y eso nos va muy bien con el paso uno de nuestro proceso.

¿Y si te cansas del vino tinto o blanco pero quieres los beneficios similares del resveratrol?

Pide una copa de vino espumoso. Los vinos espumosos como el Champagne francés, el Prosecco italiano o el Cava español contienen resveratrol porque están hechos a base de uvas rojas y blancas. También tienen polifenoles antioxidantes que ayudan a reducir el riesgo de enfermedades cardiacas y accidentes cerebrovasculares, porque ralentizan la eliminación del ácido nítrico de la sangre.

Muchos vinos espumosos contienen casi la misma cantidad de azúcar que el vino tinto, pero a algunos les añaden azúcar para equilibrar el amargor o proporcionarles un sabor más redondo. Brut Zero y Brut Nature, por ejemplo, no contienen azúcar añadido y su contenido de azúcar es de apenas 0.5 a 1 gramo por copa y el Prosecco contiene solo cerca de 1 gramo, pero el vino espumoso Demi-Sec tiene aproximadamente 8 gramos (de 1 a 2 cucharaditas de azúcar añadido) por copa. Pide tu vino sabiamente.

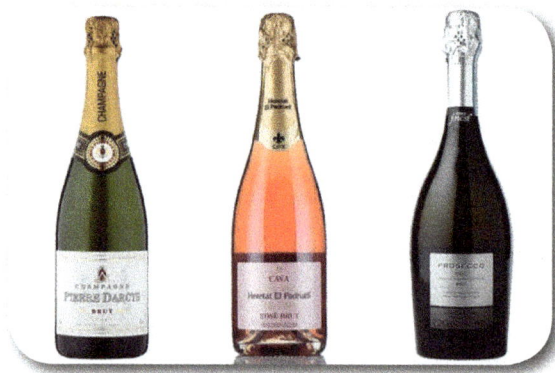

El vino espumoso también tiende a causar más resacas y/o migrañas que el vino normal, especialmente después de una o dos copas. No sé por qué, pero es así.

Finalmente, por favor no confundas el vino dulce, también llamado vino de postre, con el vino tinto, blanco o espumoso. Según el Departamento de Agricultura de los Estados Unidos (USDA, por sus siglas en inglés), el vino de postre contiene 8 gramos de azúcar por copa, pero la verdad es que muchos tienen más que eso. Por ejemplo, una copa de Moscato tiene 17 gramos de azúcar.

Por favor, evita el vino de postre.

Entonces, idealmente, ¿cuánto vino tinto, blanco o espumoso deberías beber?

Limita tu consumo a una o dos copas un par de noches a la semana si quieres perder tu barriga de azúcar. Menos es más, especialmente en el caso de mujeres y hombres pequeños.

Sé que una copa o dos no es mucho, y no quiero que te tortures si ocasionalmente no cumples con esto, pero tampoco pierdas tu enfoque.

Simplemente haz lo mejor que puedas, bebe agua entre cada bebida alcohólica (para combatir la deshidratación y saciarte) y recuerda que beber con moderación te ayudará a perder tu barriga de azúcar, sentirte genial y transformar tu vida mucho más rápido.

Resultados mixtos

Esto es lo que pasa cuando consumes una bebida alcohólica que no es vino tinto:

- El etanol en tu bebida castiga a tu hígado, tu metabolismo y tu barriga de azúcar al igual que lo hace la fructosa, el peor de los azúcares;

- Mientras que el 100% de la fructosa que consumes viaja directamente al hígado porque tu cuerpo la trata como una toxina, lo mismo pasa con cerca del 80% del etanol que consumes en una bebida alcohólica. Tu estómago e intestinos descomponen otro 10% del etanol, y el 10% restante es metabolizado por otros órganos incluyendo tu cerebro, que es el que te "pone alegre";

- El etanol causa la mayoría de los mismos efectos tóxicos de la fructosa en tu Juego de Hormonas, incluyendo resistencia a la insulina, resistencia a la leptina y síndrome metabólico; y

- El alcohol se metaboliza directamente en grasa visceral (barriga de azúcar), igual que la fructosa.

No es un panorama atractivo, pero si de todas formas consumes otras bebidas alcohólicas aparte del vino tino—y sé que la mayoría lo hace, al menos de vez en cuando—, por favor, por lo que más quieras, no agraves el problema añadiéndole una mezcla azucarada a tu bebida.

Dicho de forma simple, añadir agua tónica, jugo de frutas o una gaseosa azucarada a tu bebida alcohólica es una de las cosas más estúpidas que puedes hacer si quieres perder tu barriga de azúcar o evitar desarrollar una.

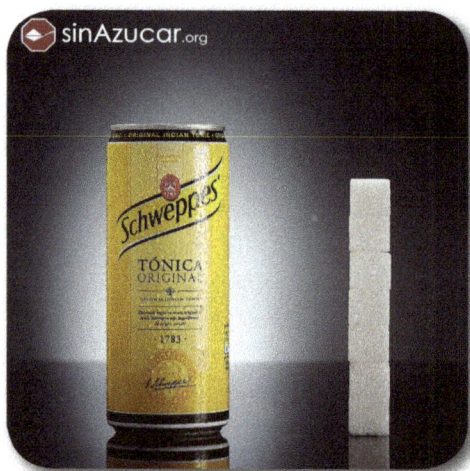

Bebe tu alcohol seco, o con agua con gas.

¿Qué diferencia hace esto a estas alturas?

Una muy grande.

La mayoría de los tragos que se consumen secos, como vodka, tequila, ginebra, whisky o ron sin endulzar, contienen cero o casi cero gramos de azúcar, y puedes añadirle agua con gas y seguir en cero gramos. Tu cuerpo aún debe metabolizar el alcohol y lo convertirá en grasa, pero el daño termina allí.

Pero en lo que mezcles tu bebida con agua tónica, jugo de frutas o gaseosa azucarada le habrás añadido una tonelada de azúcar a la bebida, incluyendo un montón de fructosa que impactará a tu hígado junto con el etanol como un golpe doble… y *realmente* te engordará.

Por esto, si vas a beber cualquier otra cosa que no sea vino (tinto), que sí tiene resveratrol y otros beneficios nutricionales, elige algo hacia el tope de la siguiente lista:

Bebida alcohólica *(por vaso)*	Gramos de azúcar *(Aprox.)*
Licor destilado/fuerte/seco (vodka, ginebra, whisky, ron, tequila)	0

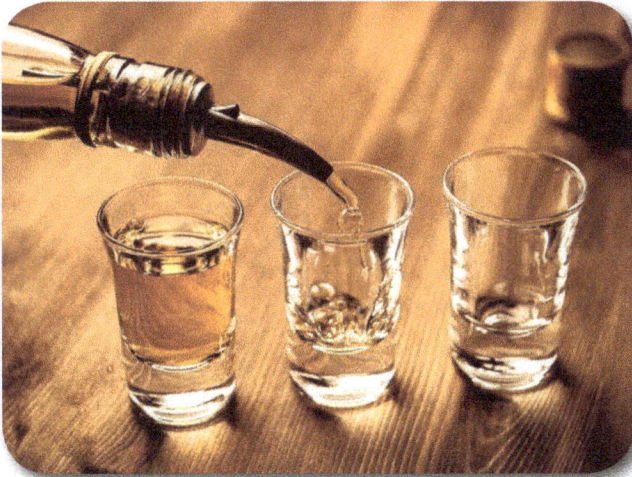

- No confundas licor destilado/fuerte con licores dulces, que a menudo contienen unos 10 gramos de azúcar.

- Atención: Algunos productores de ron le añaden azúcar para endulzarlo. Por ejemplo, hay una marca aquí en Medellín, Colombia, llamada "Ron Medellín Añejo 8-años Extra Añejo". Sabe muy bien, pero me dijeron que contiene azúcar añadido.

Bebida alcohólica *(por vaso)* **Gramos de azúcar *(Aprox.)***

Vodka soda 0

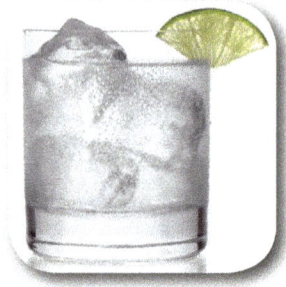

Cerveza 0 a 0.5

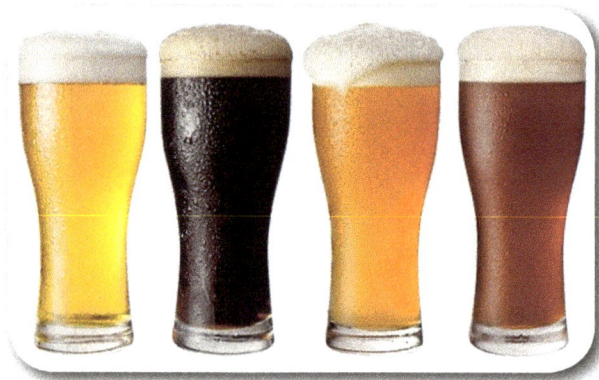

- ¡Atención! No te emociones y vayas a atragantarte con un montón de cervezas porque son bajas en azúcar. En principio, es verdad que es mejor que bebas cerveza que muchas otras bebidas alcohólicas con más azúcar (incluyendo cervezas de sidra), pero ten cuidado. A menudo los bebedores de cerveza fallan en el punto de beber con moderación, lo cual es malo con cualquier tipo de consumo de alcohol, y el alcohol estimula el apetito y la liberación de insulina, lo que a su vez afecta tu Juego de Hormonas. Los bebedores de cerveza también son conocidos por consumir esa comida de "bar" azucarada y baja en fibra que se asocia con esta bebida, como pizza, alitas, otros platillos fritos o bocadillos nada saludables. No caigas en la trampa.

Bebida alcohólica *(por vaso)*	Gramos de azúcar *(Aprox.)*
Vino tinto	0.5 a 1.0
Champagne (Brut Nature, Extra Brut y Brut)	0.5 a 1.5
Prosecco	1.0
Vino blanco	1.25 a 1.5
Aguardiente	2

- El Aguardiente es una bebida muy popular en Colombia y América Latina. Si debes beberlo, opta por la versión Aguardiente Sin Azúcar.

Champagne dulce (ej., Extra Dry, Dry, Sec, Demi-Sec)	2.8 a 8.3

- "Doux" contiene mucha más azúcar que estos otros tipos. Evítalo.

Daiquirí	3.4

- Y si haces un Daiquirí de fresa, *el contenido de azúcar se eleva a 33 gramos*.

Croft Original Sherry (jerez)	9.5
Jägermeister (un shot)	12

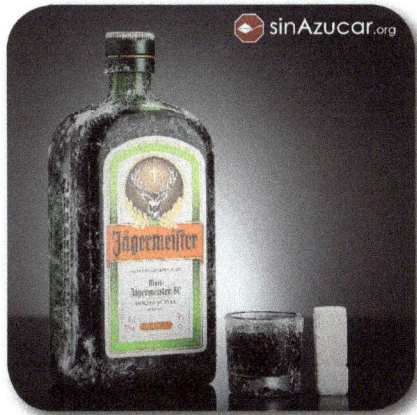

Bebida alcohólica *(por vaso)*	**Gramos de azúcar** *(Aprox.)*
Gin-tonic	14 a 18

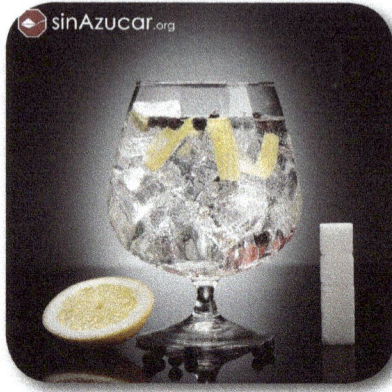

Bourbon Old Fashioned	15
Moscow Mule	15
Whisky Sour	16 a 21
Martini	17
Margarita (dependiendo de los ingredientes y el tamaño de la copa)	17 a 31
Crema irlandesa Bailey's (3.38 onzas, como lo dice la siguiente foto)	20

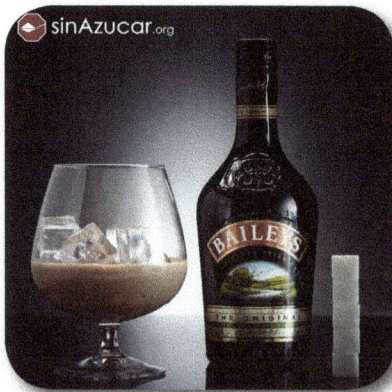

Bebida alcohólica *(por vaso)*	Gramos de azúcar *(Aprox.)*
Sidra Bulmers Original	20.5
Cosmopolitan	22

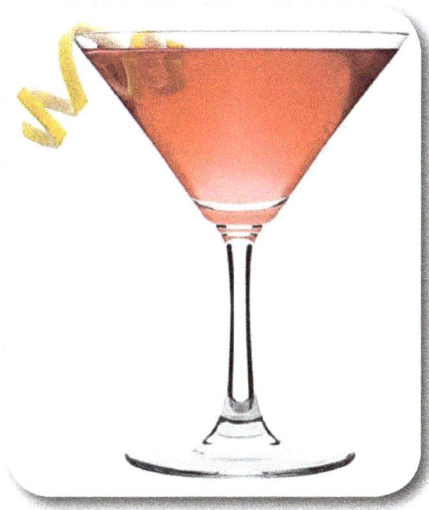

Angry Orchard Crisp Apple (Sidra)	24
Mojito (dependiendo del tamaño del vaso)	25 a 37
Ron y cola (Cubalibre)	27.5 a 30
Piña Colada (dependiendo del tamaño del vaso)	27.5 a 43
Vodka Cranberry	0
Daiquirí de fresa	33
Mike's Hard Lemonade	32
Jack and Coke (whiskey Jack Daniel's y Coca-Cola)	33

- Solía beber de estos todo el tiempo. No más.

Bebida alcohólica *(por vaso)*	Gramos de azúcar *(Aprox.)*
Té helado Long Island (dependiendo del tamaño del vaso)	39 a 60

- Para que compares, una lata de Coca-Cola también contiene 39 gramos de azúcar.

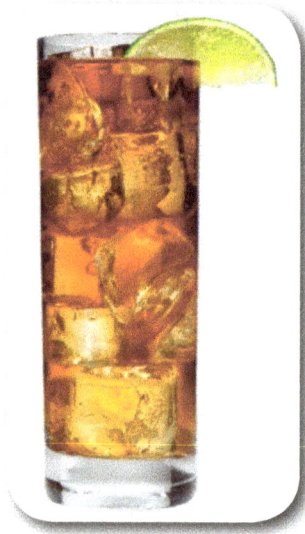

Four Loko	60

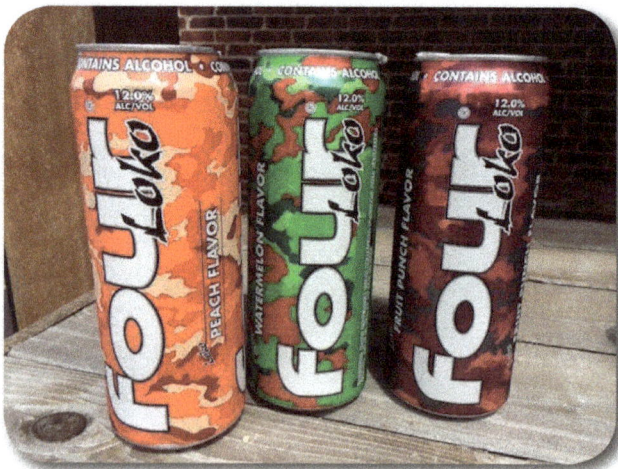

Un último consejo antes de seguir con el siguiente capítulo:

Si en un día o una noche en particular bebes en exceso, considera hacer un mini ayuno para equilibrar la balanza. Eso es lo que yo hago. Si bebo mucho en una noche—o, de hecho, si como mucho—no como nada y solo bebo agua por al menos 12 horas (incluyendo las 8 horas de sueño), y a veces por más tiempo.

Cuando privas a tu cuerpo de carbohidratos con ese periodo de mini ayuno, especialmente cuando te saliste del carril bebiendo o comiendo algo que no debías, tu cuerpo entra en un estado cetogénico y comienza a quemar grasa en vez de carbohidratos.

La dieta cetogénica ("dieta Keto") se basa en este principio. Es una buena forma de perder peso rápidamente y algunas personas son fieles a ella; pero para mí, y para muchos otros, no es una solución sostenible a largo plazo para deshacerte o evitar la barriga de azúcar, y no es divertida. No quiero andar contando y eliminando mis carbohidratos tan drásticamente ni preocuparme por las calorías o los tamaños de las raciones, y no tengo que hacerlo si sigo tres simples pasos: restar el azúcar añadido, añadir fibra con mis carbohidratos y restar algo de alcohol.

Esa es la clave para perder tu barriga de azúcar, pero puedes doblar tus apuestas para acelerar el proceso y disfrutar más tu camino haciendo algo que yo amo hacer: ejercicios.

Es opcional, pero realmente te recomiendo ejercitarte o al menos *moverte* un poco, principalmente porque es la mejor forma de reducir tu nivel de cortisol (estrés) todos los días.

Mientras más en paz estés, menos probable será que pierdas tu batalla contra la barriga de azúcar llenándote con comidas reconfortantes, bebiendo en exceso o rindiéndote antes de tiempo.

CAPÍTULO 6

Duplica el resultado añadiendo ejercicios

Pocas personas conocen mi verdadera historia con el P90X, lo que *realmente* pasó.

Honestamente, no hubiera podido sobrevivir a los primeros 30 días, mucho menos aparecer como miembro del elenco en uno de los videos de P90X y ser una de las primeras historias de éxito en los infomerciales, si no hubiera cambiado mi dieta a algo parecido al secreto de barriga de azúcar poco después de comenzar con ese programa.

El primer día del grupo de prueba del P90X en Santa Mónica, CA, hace mucho tiempo, sabía que mi débil cuerpo de 41 años (que sufría de un dolor de espalda crónico y varios grados de dolor del nervio ciático) no aguantaría los 90 días de ejercicio extremo si me lastimaba o enfermaba en algún punto, así que me propuse firmemente hacer que ninguna de esas dos cosas pasaran.

Pero literalmente me estaba derrumbando tras los primeros 10 a 14 días del programa. Cuando le comenté esto a Tony Horton (el gurú del fitness detrás del P90X, y quien dirigía las clases) y otros compañeros, se dieron cuenta rápidamente de que mi dieta en aquel entonces—comía como un típico abogado estresado—no era adecuada, y me recomendaron que comenzara a cocinar en casa o que pidiera platillos frescos y sin procesar a un servicio local de comida a domicilio.

Así que, bueno, dado que no iba a comenzar a cocinar, y ciertamente no iba a pasar por la vergüenza de ser el primero en abandonar el grupo de prueba, comencé a comprarle todas mis comidas y bocadillos a una compañía que me llevaba todo a mi bufete. Hice esto por el resto del programa (los productores de P90X, Beachbody, no tenían su propio servicio de comida a domicilio).

Esa ha sido una de las decisiones más importantes que he tomado.

Casi inmediatamente comencé a sentirme y verme mejor, y mis resultados finales fueron notables:

- Mi peso pasó de 181 libras (82 kilos) a 173 libras (78 kilos);

- Mi grasa corporal pasó de 14.3% a 8.7%; y

- Mi cintura se redujo de 33 pulgadas (casi 84 centímetros) a 30 pulgadas (76 centímetros).

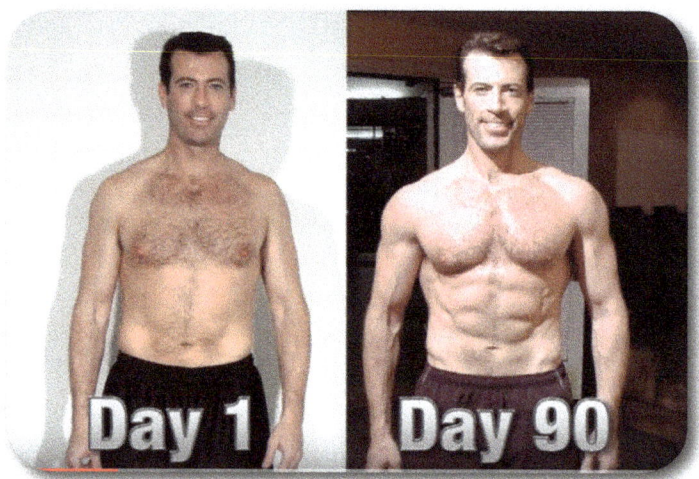

Todo bien, ¿cierto?

Bueno, no exactamente. Puede que no me vea delgado en la foto del Día 90 porque me la tomaron inmediatamente después de un entrenamiento de cuerpo completo y estaba hinchado—a diferencia de la foto del Día 1—, pero sí estaba delgado. Mido casi 6'2" (1,88 metros) y quería perder algo de grasa abdominal con el P90X, pero pensé que la reemplazaría con músculos más pesados, no que me encogería a 173 libras.

Estaba en forma, pero no añadí suficiente músculo para compensar la grasa que estaba perdiendo.

Para ser justos, el P90X no es personalizado. Es un programa de ejercicios en DVD (y ahora en internet) con un enfoque único y cuyos resultados pueden variar, pero aprendí de la peor forma que 173 libras—con o sin cuadritos o six-pack—no se ven bien en un tipo tan alto como yo.

¿Cómo puedo saber eso? Déjame contarte una pequeña historia.

Un par de días después de que terminara el grupo de prueba del P90X, fui a un bar en Santa Mónica, CA, con otro tipo que acaba de terminar el programa, y esperé por una despampanante chica inglesa con la que había quedado. Me gustaba desde hacía algunos años, aunque nunca intenté nada. Pero pensé que mi nuevo cuerpo P90X voltearía las cartas. Pensé que esa sería mi noche de suerte.

Estaba recostado de la barra cuando ella apareció, y recuerdo verla caminando hacia mí como en cámara lenta. Parecía salida de una película. Se vería increíblemente bella y emocionada de estar allí, pero a medida que se acercaba todo cambió.

Me miró y con una expresión preocupada me dijo: "¿Qué te pasó? ¿Estás bien? ¿Has estado enfermo?". Sorprendido, le respondí: "¿De qué hablas? Si acabo de terminar un nuevo programa casero de fitness extremo de 90 días. Estoy en la mejor forma en la que he estado en toda mi vida".

Ella no estaba impresionada. "Pero te ves tan demacrado, como si estuvieras enfermo o algo así. No me gusta. Tienes que comenzar a comer más y a beber otra vez. Permiso… ¡barman!".

Eso dolió. Sentía cosas por esta chica y me lancé de lleno con el P90X, incluyendo cambiar mi dieta para sobrevivirlo, y todo fue para nada, o al menos así fue como me sentí. En su opinión, me veía *peor*.

Quisiera poder decir que manejé el rechazo como un hombre maduro, pero no. Le dije algo un poco rudo, me puse a la defensiva y me marché tan pronto como pude.

Varios días después la llamé para disculparme. Me perdonó amablemente, me dijo que entendía y trató de hacerme sentir mejor con una explicación que decía más o menos esto: "Siento mucho haber herido tus sentimientos. No era mi intención. Siempre te ves guapo. Es solo que, cuando te vi, me recordaste a un amigo cercano que murió hace poco de sida….".

Ouch. ¡¿Sida?!

Lo tomé mejor esa vez, en parte porque sabía que ella estaba siendo honesta y tenía un punto, pero igual lo sentí como una patada en las pelotas.

Ya no cometo ese error. Me mantengo delgado y saludable con el secreto de la barriga de azúcar y hago ejercicios, pero no exagero.

No necesito programas de ejercicios *extremos* para verme y sentirme tan bien como puedo, y tú tampoco.

Si te gustan los programas de fitness extremos, el P90x, el CrossFit o lo que sea, hazlos. De ninguna manera estoy tratando de desalentarte, pero no los *necesitas*.

De hecho, como dije antes, no necesitas *nada* de ejercicios para perder tu barriga de azúcar.

Es más, si te ejercitas simplemente para quemar calorías en vez de enfocarte en la **calidad** de las calorías que consumes cada día, te vas a decepcionar.

Piénsalo. Para quemar las calorías en una Big Mac de McDonald's con papas y gaseosa grandes, un hombre de talla promedio tendría que correr por 2 horas y 21 minutos o caminar 4 horas y 38 minutos. Igualmente, para quemar las calorías de un simple café Java Chip Frappuccino Venti de Starbucks con leche 2% (460), una mujer de talla promedio tendría que hacer yoga por más de 2 horas o bicicleta por 46 minutos.

¿Eso te suena a un plan sólido para la pérdida de peso? Difícilmente.

Olvídate de contar calorías y añade ejercicio a tu rutina porque quema grasa, mejora la sensibilidad a la insulina, desarrolla músculos saludables y reduce el estrés (cortisol). Todo esto es maravilloso para eliminar tu barriga de azúcar y para mejorar tu salud y estado físico en general.

El ejercicio quema grasa

El ejercicio por sí solo no disminuirá tu barriga de azúcar si sigues consumiendo comidas y bebidas ricas en azúcares añadidos y bajas en fibra, o si bebes alcohol en exceso; pero, si lo haces bien, puede acelerar enormemente tu progreso con tu barriga de azúcar.

Déjame comenzar revelándote un truco del secreto de la barriga de azúcar que espero que intentes mañana en la mañana:

Haz algún tipo de ejercicio cardiovascular por al menos 20 minutos tan pronto como puedas después de que te despiertes, *con el estómago vacío*. Puedes tomar agua o café, pero nada de smoothies o comida.

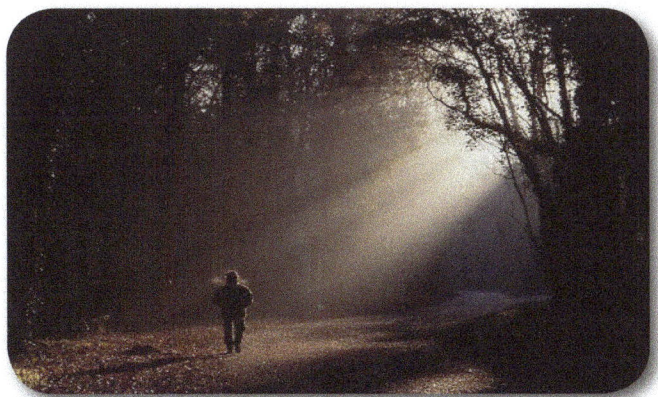

Funciona como magia, y esta es la razón:

Cuando te despiertas en la mañana, efectivamente has estado ayunando por 8 horas o por tanto como hayas dormido. Por ende, tu cuerpo no tendrá una fuente de carbohidratos lista para usar como energía para el ejercicio, así que en vez de eso tendrá que quemar algo de la grasa almacenada.

La dieta cetogénica baja en carbohidratos se basa en este principio de quema de grasa, y no hay mejor momento para aplicarlo que a primera hora en la mañana. Una vez que hayas cumplido con tu cardio y hayas quemado algo de grasa, estarás listo para un día de comer para perder tu barriga de azúcar.

¿No te interesa hacer cardio en la mañana? No te preocupes. Hay un plan B.

Entrenar más adelante en el día también quema grasa, aunque no tan rápido como el cardio matutino.

Explicado de una forma simple, es algo así:

El ejercicio desarrolla músculo, lo cual es bueno para tu metabolismo porque este quema la grasa almacenada alrededor de tu hígado, músculos, barriga y otras partes. También mejora enormemente tu sensibilidad a la insulina, lo cual reduce los niveles de insulina y eso es exactamente lo que quieres en tu Juego de Hormonas, porque los niveles de insulina altos causan barriga de azúcar.

Más específicamente, el ejercicio quema dos tipos de grasa: visceral (que rodea los órganos o "barriga de azúcar") y subcutánea (trasero grande).

La grasa visceral es un verdadero problema para tu salud y estado físico porque termina donde no pertenece —más visiblemente, en tu cintura— y produce inflamación, resistencia a la insulina (y niveles más altos de insulina), obesidad, síndrome metabólico y la larga lista de enfermedades potencialmente mortales que se le asocian.

Pero hay un punto positivo: La grasa visceral es la primera en desaparecer cuando pierdes peso—así es, tu barriga de azúcar se irá primero que tu trasero grande—y responde bien al ejercicio regular que eleva tu ritmo cardiaco. Más razones para hacerlo.

La grasa subcutánea es mejor para ti y mucho más difícil de perder ya que hacer dieta raramente tiene un gran impacto, pero el ejercicio regular también puede quemar parte de esa grasa.

El ejercicio mantiene y desarrolla el músculo

¿Por qué no pude desarrollar suficiente músculo durante el grupo de prueba de P9oX para compensar la pérdida de grasa y mantener mi peso en un nivel razonable?

Normalmente, las dietas resultan en más pérdida de músculo que de grasa, a menos que quien hace la dieta se ejercite para mantener y desarrollar músculo en el proceso.

En mi caso, hacía rutinas de ejercicios para desarrollar músculo, incluyendo el entrenamiento "Brazos y Hombros P90X" en el que después aparecí como miembro del elenco, pero estaba comiendo comida real, más consistente con el secreto de la barriga de azúcar que lo usual, y estaba haciendo *mucho* cardio.

En retrospectiva, me hubiera ido mejor haciendo más levantamiento de peso y menos cardio, y comiendo alimentos incluso más saludables para prevenir la pérdida de músculo y desarrollar otros más grandes, pero estaba aprendiendo en la marcha, al igual que todos los demás. Eso es lo que pasa en un "grupo de prueba".

Algunas cosas funcionan y otras no. Haces lo mejor que puedes, esperas lo mejor y aprendes de los errores.

Quiero aclarar que estoy agradecido por mi transformación con el P90X. No quiero que parezca lo contrario. Pero ya no dejo que mi dieta y el cardio me conviertan en alguien que parece que tiene sida o cualquier otra enfermedad, especialmente porque, para empezar, no soy realmente un hombre grande.

En vez de eso, doblo mis apuestas en el secreto de la barriga de azúcar con el ejercicio para desarrollar músculo mientras quemo grasa, y espero que hagas lo mismo… incluso si realmente no tienes que hacerlo.

Pero hay otra razón para ejercitarte y es, indiscutiblemente, la más importante: reducir tu nivel de estrés (cortisol) para que puedas jugar tu Juego de Hormonas como un profesional.

El ejercicio reduce el estrés (cortisol)

Mi descenso de P90X Joe a Joe Promedio se aceleró más cuando no pude manejar mi estrés mientras trabajaba como analista de litigios de patentes para una compañía en el sur de la Florida.

Comenzó como un trabajo grandioso y la compañía creció a grandes pasos mientras estuve allí, pero las cosas se pusieron raras para casi todos menos para el jefe, quien ante el éxito no cambió para mejor. Traté de evitar que toda esa mier… me afectara personalmente, pero llegó un punto en el que simplemente el ir a trabajar era estresante.

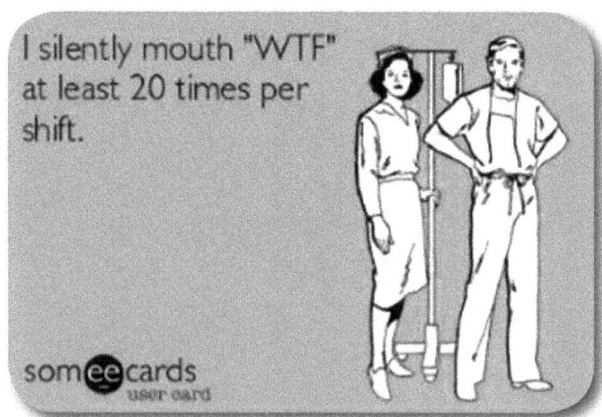

I silently mouth "WTF" at least 20 times per shift.

someecards
user card

No me derrumbé de la noche a la mañana, pero lentamente me dejé ir. Comía mal y elegía a menudo comidas reconfortantes y dejé de entrenar regularmente. Trabajaba demasiado y no dormía bien. Y el estrés se reveló en la forma en que me sentía y me veía de pies a cabeza, incluyendo una prominente barriga de azúcar.

En algún punto casi renuncié a mí. Pero no.

En vez de eso, renuncié a mi trabajo.

No fue fácil renunciar a un buen salario y beneficios y cambiarlos por la vida de un aspirante a escritor independiente sin salario ni beneficios, pero renunciar al estrés fue otra de las mejores decisiones que he tomado. La vida es muy corta y frágil como para aceptar un ambiente de trabajo altamente estresante y nada placentero si existe una alternativa razonable y casi siempre la hay, incluso si hace falta que des un salto al vacío para llegar allí.

Estoy seguro que has enfrentado situaciones tan o más estresantes en tu vida y entiendes lo que te digo, bien sea que la presión haya surgido por problemas personales, económicos o personales (por ejemplo, afrontar la pérdida de un ser querido, especialmente un niño, es obviamente peor).

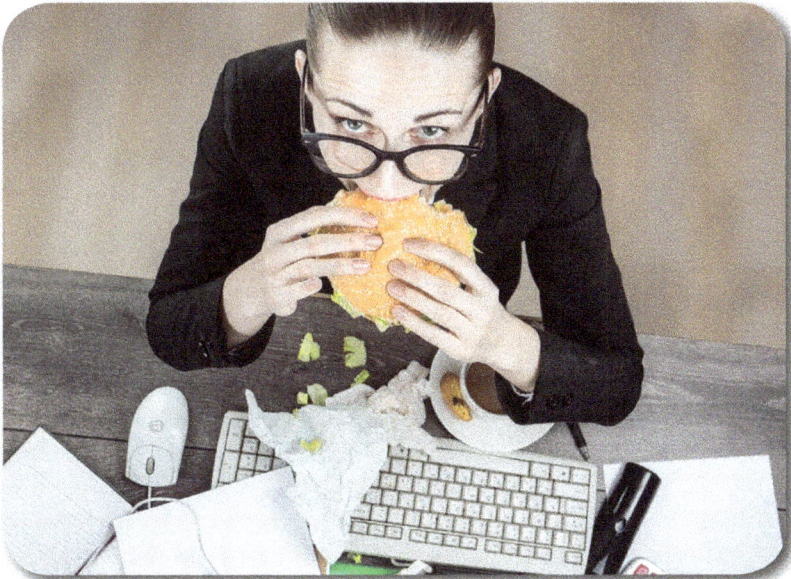

No podemos y no querríamos eliminar todo el estrés de nuestras vidas. Algunas veces es el empujoncito que necesitamos para hacer algo valiente o grandioso. Pero el estrés es un asesino si no respondemos a él de forma adecuada y efectiva.

Como ya sabes por nuestra conversación en el Capítulo 2, el cortisol es tu hormona del estrés en el Juego de Hormonas, y el exceso de cortisol lleva una resistencia a la insulina (demasiada insulina productora de grasa), al consumo de comidas reconfortantes y a la grasa que genera la barriga de azúcar. Todo esto aumenta enormemente la probabilidad del síndrome metabólico y/o una muerte prematura.

Puedes evitar que el exceso de cortisol (estrés) cause todas esas cosas negativas a través de la meditación, el yoga, un mejor sueño o, quizás, renunciando a un trabajo miserable como yo lo hice.

Todo eso es bueno, pero el ejercicio reduce el estrés y la liberación de cortisol en tu sistema de una forma *más* simple, barata y efectiva que cualquier otra cosa y, como bono, disfrutas de otros beneficios (quemar grasa, desarrollar músculos saludables y verte mejor).

Un nuevo estudio también sugiere que el ejercicio pudiera incrementar tu autocontrol para evitar la tentación de comidas y bebidas azucaradas y sin fibra que causan la barriga de azúcar, enfermedades y otras cosas negativas. Los científicos aún intentan descifrar por qué ocurre esto exactamente, pero apuesto a que los sujetos que se ejercitaron y demostraron un mayor autocontrol en la cocina lo hicieron, al menos en parte, porque no se estresaban tanto ni comían comidas reconfortantes.

Bastante genial, ¿verdad?

Puedes apostarlo. Reducir el estrés a través del ejercicio te ayudará a dar los pasos contra la barriga de azúcar (restar el azúcar añadido, añadir fibra y restar alcohol) de una forma más fácil, natural y consistente. También te despejará la mente y elevará tu productividad durante el día.

Una última acotación: Ignora a quien sea que te diga que no te ejercites porque el ejercicio eleva tu cortisol mientras lo haces. Eso es falso. Sí, el ejercicio eleva tu cortisol porque tienes que usar algo de energía para hacerlo (y eso requiere de un poquito de estrés), pero después de que te ejercites, tendrás tu nivel de cortisol reducido por el resto del día. Caso cerrado.

Conclusión

Es hora de dejar de *reaccionar* a tu barriga de azúcar con dietas de moda, programas de entrenamiento, máquinas de ejercicios y cirugías de pérdida de peso que producen victorias a corto plazo y decepciones a largo plazo. Los resultados tipo yoyo conducen al cinismo y la inseguridad y, en algunos casos, esa delgadez que no duró nada es peor que no haber intentado nada en lo absoluto.

Como lo ha demostrado este libro, existe una estrategia nueva, natural, simple y *proactiva* para perder peso y transformar tu vida de forma permanente.

No tienes que obsesionarte con contar calorías, carbohidratos o grasas saludables, medir el tamaño de las raciones o incluso ejercitarte.

Y solo porque actualmente tienes sobrepeso, estás obeso, viejo, enfermizo o simplemente ya estás harto de todo, como me pasó después de mis días de gloria con el P90X, no significa que tienes que aguantarte una barriga de azúcar nada saludable o empeorar tu síndrome metabólico de por vida.

Puedes comenzar a perder tu barriga de azúcar justo ahora.

Todo lo que necesitas es corregir tu dieta con 3 simples pasos:

1. Restar el azúcar añadido,

2. Añadir fibra y

3. Restar el alcohol.

Ese es el secreto de la barriga de azúcar.

Tampoco tienes que eliminar completamente los azúcares añadidos y el alcohol de tu dieta. Menos es más, pero el plan no requiere perfección ni medidas extremas.

Además, tampoco tienes que comer fibra todo el día. Un poco hace mucho y, de todas formas, demasiada fibra te enviará al baño para hacerte volver a la realidad (amigo, tu cuerpo te avisará cuando te hayas sobrepasado con la fibra, y lo digo por experiencia propia).

Y, aunque no he pasado mucho tiempo hablando sobre las "grasas", está de más decir que deberías evitar las grasas falsas, procesadas y trans. No gasté un capítulo en eso porque es de conocimiento común, y las compañías de alimentos ya han comenzado a eliminarlas de la mayoría de sus productos.

Quédate con las grasas reales y saludables (ej., aguacate, nueces, queso, aceite de coco y otras fuentes buenas) y aplica el secreto de la barriga de azúcar y estarás en camino de ser lo mejor que puedes ser.

En resumen, simplemente resta algo de esto, añade un poco de aquello, ¡y usa tu sentido común!

Una vez que te des cuenta de que las industrias de alimentos y bebidas, los grupos defensores del azúcar, los supermercados y los restaurantes han adulterado nuestro suministro de alimentos añadiéndole toneladas de azúcar y quitándole la fibra a casi todo, a menudo de forma encubierta, puedes hacer lo opuesto y comenzar a cambiar tu suerte de forma casi instantánea.

Por cierto, si crees que alguna agencia del gobierno intervendrá y les ordenará a las compañías ofrecer comida más saludable o, al menos, incrementar su transparencia (con una nueva etiqueta de Información nutricional o de cualquier otra forma), piénsalo de nuevo. Esconderte la verdad les hace ganar o ahorrar demasiado dinero, y es mucho más fácil culparte a ti por no ser lo suficientemente inteligente o disciplinado para descubrir y tratar el problema que hacerse responsables y facilitarte las cosas. Simplemente, esa es la realidad.

Queda de tu parte vencer al sistema, y puedes hacerlo con el secreto de la barriga de azúcar.

Reducir tu consumo de azúcar (añadido) prevendrá la resistencia a la insulina, añadir fibra prevendrá esos picos de insulina formadores de grasa y le dará un respiro a tu hígado, y beber menos alcohol o elegir de forma más inteligente en ese sentido (vino tinto en particular) ayudará a tu cuerpo a pasar más tiempo quemando grasa y menos tiempo almacenándola.

Poco después de que comiences a "desprocesar" tu dieta restándole las cosas realmente malas, añadiendo cosas buenas y optando por comidas reales y saludables, no pasará mucho tiempo antes de que veas y sientas la diferencia.

Y este es el truco:

El secreto de la barriga de azúcar es extremadamente simple, manejable y sostenible para toda la vida, a diferencia de casi todos los otros programas de dietas o ejercicios disponibles para la pérdida de peso.

Es por eso que, en mi humilde opinión, es tu mejor solución a largo plazo.

Como dice el dicho, el mejor plan es el que puedes seguir, y definitivamente puedes seguir este.

Además, si realmente quieres quemar la grasa que causa la barriga de azúcar, desarrollar músculos saludables, mejorar tu sensibilidad a la insulina y reducir tu estrés (cortisol) en tu Juego de Hormonas, puedes doblar los esfuerzos en tu progreso con tu barriga de azúcar añadiendo algo de ejercicio.

Es opcional, pero el ejercicio funciona de maravillas cuando se realiza junto con el secreto de la barriga de azúcar.

Tú eliges.

Puedes dejar que el secreto de la barriga de azúcar haga su magia en tu cuerpo, salud y estado fitness de una forma natural y sostenible, con solo hacer unos cambios menores en la forma en la que comes y vives.

O puedes ignorar todo esto y seguir haciendo y comprando cosas que no funcionan para ti a largo plazo. Si todavía no estás listo para probar el secreto de la barriga de azúcar, entonces espero al menos haber plantado una semilla que crecerá y se convertirá en algo especial cuando estés listo.

El éxito deja pistas, y el secreto de la barriga de azúcar se basa en esas pistas.

Cometo errores todo el tiempo, pero presto atención a lo que hace la gente exitosa, aprendo de ellos y sigo sus pasos cuando tiene sentido hacerlo. Me encanta hacer las cosas a mi modo, pero no tiene sentido reinventar la rueda. Prefiero pararme sobre los hombros de los gigantes e invitar a los demás a que se me unan allá. Es por eso que escribí este libro.

En resumen, el secreto de la barriga de azúcar se trata de tomar lo mejor de las dietas bajas y altas en carbohidratos y extraer lo que realmente importa. Muchas de esas dietas funcionan. No estoy diciendo lo contrario, y les tengo un aprecio especial a la dieta Keto y a otras bajas en carbohidratos. Pero son muy duras, extremas, complicadas o defensivas como para funcionar como una solución a largo plazo.

El secreto de la barriga de azúcar es diferente. Es una solución fácil y sostenible que se concentra más en mejoras a largo plazo en tu salud, condición física y apariencia que todas esas tonterías a corto plazo, e hice mi mejor esfuerzo para explicarlo tan claro como pude.

Espero que también lo encuentres entretenido, porque no hay razón para no disfrutar juntos de este camino. Ni que estuviéramos en una misión para bombardear Vietnam.

Además, estresarte por tu barriga de azúcar solo empeorará las cosas.

Mi difunta abuela, Katherine ("Kitty") Howe, fue una de las personas más felices, amorosas y encantadoras que he conocido.

No había que conocerla por mucho tiempo para ver y sentir cuán especial era.

Un día, en su casa, le pregunté: "¿Abu, cuál es el secreto de la vida?".

Ella solo estalló en risas, lo pensó por unos segundos y dijo: "Oh… solo sé feliz y ríe mucho".

Recuerdo que su respuesta me decepcionó un poco. ¿Eso era todo? Pero pronto me di cuenta de la importancia de sus palabras.

Al pensar y vivir así, ella desarrolló un *hábito* de reír y ser feliz.

Nunca lo olvidé y, si bien no espero llegar a hacerlo tan bien como lo hacía ella, trato de no perder mi sentido del humor o mi alegría, especialmente cuando se trata de la dieta y el ejercicio.

Es por eso que el secreto de la barriga de azúcar funciona mejor para mí que otros sistemas de pérdida de peso.

Es simple, fácil, natural y sostenible. Pero eso no es todo….

Puedes perder peso, desarrollar músculo y mejorar significativamente tu salud y estado fitness en general… con una risa y una sonrisa.

Entonces, ¿listo para perder tu barriga de azúcar?

Bueno, como dicen aquí en Medellín: "¡Hágale pues!".

Estaré allí para guiarte en cada paso del camino y tener un resultado exitoso.

TAMBIÉN POR JOE BOVINO

Para resultados incluso más rápidos y notables, ordena el sistema completo de pérdida de peso "Secreto de la barriga de azúcar" de Joe Bovino.

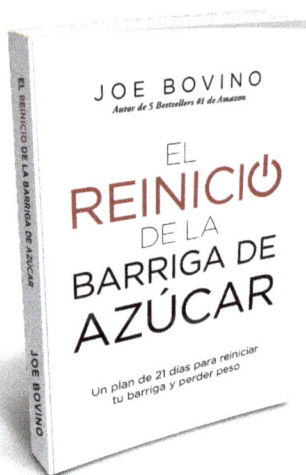

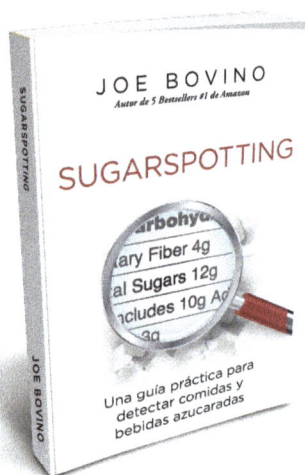

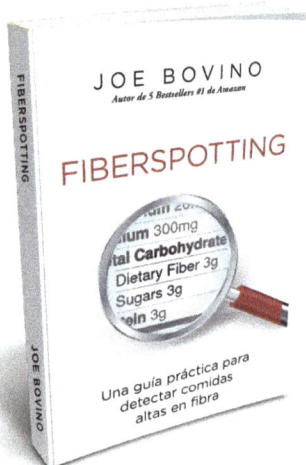

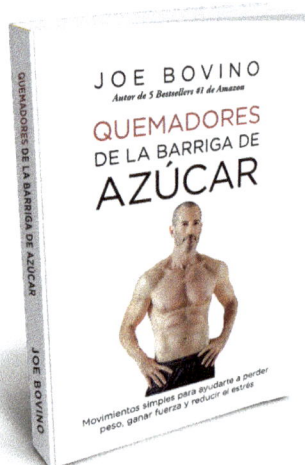

JOE BOVINO
Autor de 5 Bestsellers #1 de Amazon

EL
REINICIO
DE LA
BARRIGA DE
AZÚCAR

Un plan de 21 días para reiniciar tu barriga y perder peso

JOE BOVINO
Autor de 5 Bestsellers #1 de Amazon

SUGARSPOTTING

Una guía práctica para detectar comidas y bebidas azucaradas

JOE BOVINO
Autor de 5 Bestsellers #1 de Amazon

FIBERSPOTTING

Una guía práctica para detectar comidas altas en fibra

JOE BOVINO
Autor de 5 Bestsellers #1 de Amazon

QUEMADORES
DE LA BARRIGA DE
AZÚCAR

Movimientos simples para ayudarte a perder peso, ganar fuerza y reducir el estrés

Disponible únicamente en
www.BarrigaDeAzucar.com

Notas

Introducción

Smyth, Chris, "Poor Diet 'biggest health risk' as Obesity Deaths Rise", *The Australian,* 16 de septiembre, 2017. *www.theaustralian.com.au/news/ world/the-times/poor-diet-biggest-health-risk-as-obesity-deaths-rise/news-st ory/6fdf155d8ccecd07dfd017faf78cd3e1.*

Glenza, Jessica. "Cancers Linked to Excess Weight Make up 40% of All US Diagnoses, Study Finds", *The Guardian*, Guardian News and Media, 3 de octubre, 2017, *www.theguardian.com/society/2017/oct/03/ cancer-obesity-weight-us-study.*

Lustig, Robert H., *Fat Chance: Beating the Odds Against Sugar, Processed Foods, Obesity and Disease,* Plume 2014

Lustig, Robert H. "Sugar: The Bitter Truth". University of California Television, 30 de julio de 2009, *www.youtube.com/watch?v=dBnniua 6-oM.*

Jacoby, Richard y Baldalomar, Raquel, *Sugar Crush: How to Reduce Inflammation, Reverse Nerve Damage, and Reclaim Good Health*, Harper Wave, 2016

Taubes, Gary, *The Case Against Sugar,* Knopf, 2016.

Zinczenko, David, *Zero Sugar Diet: The 14-Day Plan to Flatten Your Belly, Crush Cravings, and Help You Keep Lean for Life*, Ballantine Books, 2016.

Capítulo 1: La cucharada sobre el azúcar añadido

Lustig, Robert H., *Fat Chance: Beating the Odds Against Sugar, Processed Foods, Obesity and Disease*, Plume 2014

Lustig, Robert H. "Sugar: The Bitter Truth". University of California Television, 30 de julio de 2009, *www.youtube.com/watch?v=dBnniua6-oM*.

Jacoby, Richard y Baldalomar, Raquel, *Sugar Crush: How to Reduce Inflammation, Reverse Nerve Damage, and Reclaim Good Health*, Harper Wave, 2016

Taubes, Gary, *The Case Against Sugar*, Knopf, 2016.

Zinczenko, David, *Zero Sugar Diet: The 14-Day Plan to Flatten Your Belly, Crush Cravings, and Help You Keep Lean for Life*, Ballantine Books, 2016.

"Adult Obesity in the United States". *The State of Obesity*. Trust for America's Health and the Robert Wood Johnson Foundation, 31 de agosto, 2017. *https://stateofobesity.org/adult-obesity/*

Boseley, Sarah. "Sugar, Not Fat, Exposed as Deadly Villain in Obesity Epidemic". *The Guardian*, 20 de marzo, 2013. *https://www.theguardian.com/society/2013/mar/20/sugar-deadly-obesity-epidemic*

The GBD 2015 Obesity Collaborators, "Health Effects of Overweight and Obesity in 195 Countries over 25 Years", *New England Journal of Medicine*, 6 de julio de 2017. *http://www.nejm.org/doi/full/10.1056/NEJMoa1614362#t=article*

Bedard, Paul. "Obesity Becomes Worldwide Epidemic, US Is the Fattest". *Washington Examiner*, 26 de julio de 2017. *http://www.washingtonexaminer.com/obesity-becomes-worldwide-epidemic-us-is-the-fattest/article/2629712*

"I'm Not Fat… I'm Evolved • r/CringeAnarchy", *Reddit*, citando un artículo de *The Sun*. Consultado el 9 de septiembre de 2017 en *www.reddit.com/r/CringeAnarchy/comments/6yanls/im_not_fat_im_evolved*.

Capítulo 2: Juego de Hormonas

Steen, Juliette. "So, This Is Exactly How Sugar Makes Us Fat", *HuffPost*, 21 de abril de 2017. *http://www.huffingtonpost.com.au/amp/2017/04/20/so-this-is-exactly-how-sugar-makes-us-fat_a_22046969/*

Johnston, Ian, "'Catastrophic' lack of sleep in modern society is killing us, warns leading sleep scientist", *The Independent*, 24 de septiembre de 2017, *www.independent.co.uk/news/sleep-deprivation-epidemic-health-effects-tired-heart-disease-stroke-dementia-cancer-a7964156.html?amp.*

Capítulo 4: Resta el azúcar añadido

Lustig, Robert H., *Fat Chance: Beating the Odds Against Sugar, Processed Foods, Obesity and Disease*, Plume 2014

Zinczenko, David, *Zero Sugar Diet: The 14-Day Plan to Flatten Your Belly, Crush Cravings, and Help You Keep Lean for Life*, Ballantine Books, 2016.

"Sugar Delirium Blog – Beverages". *How Much Sugar in Sodas and Beverages?* Sugar Stacks, consultado el 2 de septiembre de 2017 en *http://www.sugarstacks.com/beverages.htm.*

'Carbonated Soft Drinks – Pepsi", *Official Site for PepsiCo Beverage Information | Product*. Consultado el 24 de octubre de 2017 en *www.pepsicobeveragefacts.com/Home/Product?formula=35005%2A26%2A01-01&form=RTD&size=20.*

Jehring, Andy. "LESS IS MORE. Low Calorie Diet Drinks and Foods 'Trick the Brain into Making You Fatter' – and Could Trigger Diabetes", *The Sun*, 11 de agosto de 2017. *https://www.thesun.co.uk/living/4219398/low-calorie-diet-drinks-foods-fatter-diabetes*

Ferro, Shaunacy, "How Much Sugar Is in Your Pizza? Way More Than You'd Think", *Mental Floss*, 18 de enero de 2017. *http://mentalfloss.com/article/91033/how-much-sugar-your-pizza-way-more-youd-think*

"Sugarstacks", *H2Operation*. Consultado el 15 de septiembre de 2017 en *www.h2operation.org/sugarstacks*.

Cardoza, Riley, "30 Sugariest Foods In America". *Eat This Not That*, 23 de agosto de 2017. *https://tinyurl.com/ya4wfcdp*.

"Revelando El Azúcar Libre De Los Alimentos". *SinAzucar.org*. Consultado el 2 de septiembre de 2017 en *www.sinazucar.org*.

"Caffè Mocha". *Starbucks Coffee Company*. Consultado el 2 de septiembre de 2017 en *https://www.starbucks.com/menu/drinks/espresso/caffe-mocha#size=121967&milk=63&whip=NA*

"Dunkin' Donuts Nutrition Facts & Calorie Information: A Nutrition Guide to the Dunkin' Donuts Menu for Healthy Eating". *Nutrition-Charts.com*, 16 de febrero de 2016, *http://www.nutrition-charts.com/dunkin-donuts-nutrition-information./*

"Labeling & Nutrition – Changes to the Nutrition Facts Label". *U S Food and Drug Administration Home Page*, Center for Food Safety and Applied Nutrition, 19 de junio de 2017. *https://www.fda.gov/Food/GuidanceRegulation/GuidanceDocumentsRegulatoryInformation/LabelingNutrition/ucm385663.htm*

Benshosan, Olivia Tarantino & April. "The FDA Delays Deadline For New Nutrition Labels", *Eat This Not That*, 9 de octubre de 2017, *www.eatthis.com/fda-delays-new-nutriton-label/*.

"How To Spot Sugar On Food Labels". *Hungry For Change*. Consultado el 2 de septiembre de 2017 en *http://www.hungryforchange.tv/article/how-to-spot-sugar-on-food-labels*

Mottl, Pooja R. "Food Labels: How to Spot Hidden Sugars". *The Huffington Post*, TheHuffingtonPost.com, 18 de enero de 2011, *http://www.huffingtonpost.com/pooja-r-mottl/food-labels-hidden-sugars_b_808881.html*

Wagstaff, Camilla, "What's REALLY in Your Food? A Guide to Reading Food Labels (+between the lines)". *I Quit Sugar*, 22 de junio de 2016, *https://iquitsugar.com/whats-really-food-guide-reading-food-labels-lines/*

Capítulo 4: Añade fibra

English, Nick, "The 16 Most Surprising High-Fiber Foods". *Greatist*, 23 de septiembre de 2013, *https://greatist.com/health/surprising-high-fiber-foods*

Anna. "10 Harmoniously High Fiber Foods." *ActiveBeat*, Consultado el 2 de septiembre de 2017 en *http://www.activebeat.com/diet-nutrition/10-harmoniously-high-fiber-foods/*

Steen, Juliette. "So, This Is Exactly How Sugar Makes Us Fat", *HuffPost*, 21 de abril de 2017, *http://www.huffingtonpost.com.au/amp/2017/04/20/so-this-is-exactly-how-sugar-makes-us-fat_a_22046969/*

Coles, Terri. "14 High-Fibre Foods You Should Be Eating Every Day", *HuffPost Canada*, 9 de diciembre de 2016, *http://www.huffingtonpost.ca/2013/10/31/high-fibre-foods_n_4178239.html*

House, Paul. "27 Beans and Legumes High in Fiber". *HealthAliciousNess*, 22 de junio de 2017, *https://www.healthaliciousness.com/articles/beans-legumes-high-in-fiber.php*

Mayo Clinic Staff, "How Much Fiber Is Found in Common Foods?", *Mayo Clinic*, Mayo Foundation for Medical Education and Research, 8 de octubre de 2015, *http://www.mayoclinic.org/healthy-lifestyle/nutrition-and-healthy-eating/in-depth/high-fiber-foods/art-20050948*

Mayo Clinic Staff, "The Do's and Don'ts of a Low-Fiber Diet", *Mayo Clinic*, Mayo Foundation for Medical Education and Research, 25 de julio de 2017, *www.mayoclinic.org/healthy-lifestyle/nutrition-and-healthy-eating/in-depth/low-fiber-diet/art-20048511*.

"Sugary Cereals: Which Are the 10 'Worst?", *CBS News*, CBS Interactive, 7 de diciembre de 2011, *www.cbsnews.com/pictures/sugary-cereals-which-are-the-10-worst/2*.

"Cap'N Crunch". *FatSecret*, Consultado el 2 de septiembre de 2017 en *www.fatsecret.com/calories-nutrition/generic/capn-crunch?portionid=1588 3&portionamount=1.000*.

"Lucky charms: Cereals ready to eat, general mill", *Eat This Much*. Consultado el 11 de octubre de 2017 en www.eatthismuch.com/food/view/lucky-charms,1031.

"Kellogg's Honey Smacks". *FatSecret*, consultado el 2 de septiembre de 2017 en *www.fatsecret.com/calories-nutrition/kelloggs/honey-smacks*.

Gunnars, Kris. "11 Proven Health Benefits of Chia Seeds." *Healthline*, Healthline Media, 30 de mayo de 2017, *www.healthline.com/nutrition/11-proven-health-benefits-of-chia-seeds*.

Capítulo 5: Resta el alcohol

Henriques, Martha. "Alcoholism Epidemic in the USA: More than 1 in 8 Americans Are Now Alcoholics", *International Business Times UK*, 11 de agosto de 2017, *www.ibtimes.co.uk/alcoholism-epidemic-more-1-8-americans-are-now-alcoholics-1634315*.

"What Would You Give Up for Alcohol?", *Detox.net*, 19 de junio de 2017, *www.detox.net/uncover/what-would-you-give-up-for-alcohol*.

Rose, Brent. "The Nine Healthiest Alcoholic Drinks", *Gizmodo*, Gizmodo.com, 13 de julio de 2012, *http://gizmodo.com/5925820/the-nine-healthiest-alcoholic-drinks*.

Wilson, Sara, "Can I Drink Alcohol When I Quit Sugar?", *I Quit Sugar*. Consultado el 2 de septiembre de 2017 en *https://iquitsugar.com/faqs/can-i-drink-wine*.

Schaefer, Anna. "Red Wine and Type 2 Diabetes: Is There a Link?", *Healthline*, 23 de noviembre de 2015, *www.healthline.com/health/diabetes/red-wine-and-type-2-diabetes*.

Munro, Angela. "Red Wine Ingredient Resveratrol May Boost Metabolism in Men". *Red Wine Ingredient Resveratrol May Boost Metabolism in Men | Health | The Earth Times, www.earthtimes.org/health/red-wine-ingredient-resveratrol-boost-metabolism-men/1583/.*

Millehan, Jan. "Connection Between Wine & Belly Fat", *Livestrong.com,* Leaf Group, 18 de julio de 2017, *www.livestrong.com/article/445668-connection-between-wine-belly-fat.*

"HAMS: Harm Reduction for Alcohol: Carbs, Sugar, and Alcohol Content of Various Drinks". *HAMS: Harm Reduction for Alcohol.* Consultado el 2 de septiembre de 2017 en *http://hams.cc/carbs/.*

"Champagne Sweetness Scale: From Brut to Doux". *Wine Folly*, 9 de abril de 2015. *http://winefolly.com/review/how-much-sugar-in-brut-champagne/*

Jones, Tegan, "Cheers To That! 8 Unexpected Benefits Of Champagne". *Lifehack*, 28 de marzo de 2014, *www.lifehack.org/articles/lifestyle/cheers-that-8-unexpected-benefits-champagne.html.*

"How Much Sugar Is in Your Glass of Bubbly?", *Glass Of Bubbly*, 14 de julio de 2017, *www.glassofbubbly.com/much-sugar-glass-bubbly.*

"Calories in Aguardiente Liquor", *Calories in Aguardiente Liquor – Calories and Nutrition Facts | MyFitnessPal.com.* Consultado el 11 de octubre de 2017 en *www.myfitnesspal.com/food/calories/aguardiente-liquor-358329756?v2=false.*

"The Amazing Similarities Between This Toxic Sugar and Alcohol". *Mercola.com*, 9 de septiembre de 2012. *http://articles.mercola.com/sites/articles/archive/2012/09/09/ethanol-alcohol-and-fructose.aspx*

"How Much Sugar Is In Your Alcoholic Drinks?", *BuzzFeedBlue*, 3 de julio de 2015, *www.youtube.com/watch?v=vGSKYt-G4Nw&sns=em.*

"What's the 411 on Four Loko?", *Go Ask Alice!*, Columbia University, Nueva York. Consultado el 2 de septiembre de 2017 en *http://goaskalice.columbia.edu/answered-questions/whats-411-four-loko*

Victor, Anucyia, "How Much Sugar Does Your Drink REALLY Contain? From a Small White Wine to a Glass of Prosecco – We Reveal the Best and Worst Alcoholic Tipples". *Daily Mail Online*, Associated Newspapers, 22 de junio de 2015, *www.dailymail.co.uk/femail/food/article-3131012/We-reveal-sugar-alcoholic-drink-REALLY-contains.html*.

Malnick, Edward. "Hidden Levels of Sugar in Alcohol Revealed", *The Telegraph*, Telegraph Media Group, 29 de marzo de 2014, *www.telegraph.co.uk/foodanddrink/10731418/Hidden-levels-of-sugar-in-alcohol-revealed.html*.

Dangerfield, Maya. "The Hard Choice: Is Beer or Cider Better?", *Greatist*, 6 de junio de 2016, *https://greatist.com/health/beer-or-cider-healthier*.

"Piña Colada", *FatSecret*. Consultado el 2 de septiembre de 2017 en *www.fatsecret.com/calories-nutrition/generic/pina-colada*.

Andersen, Charlotte Hilton. "How Many Calories Are In Your Favorite Cocktails?", *Shape Magazine*, 10 de diciembre de2015, *www.shape.com/healthy-eating/healthy-drinks/calorie-count-all-your-favorite-cocktails*.

Duvauchelle, Joshua. "Does Drinking Beer Make You Fat?", *Livestrong.com,* Leaf Group, 18 de diciembre de 2013, *www.livestrong.com/article/464684-does-drinking-beer-make-you-fat*.

Zelman, Kathleen M. "The Truth About Beer and Your Belly". *WebMD*. Consultado el 2 de septiembre de 2017 en *www.webmd.com/diet/features/the-truth-about-beer-and-your-belly#2*.

Capítulo 6: Duplica el resultado añadiendo ejercicio

"P90X® Success Stories – P90X Extreme Home Fitness Workout Program", *Beachbody*, consultado el 24 de octubre de 2017 en *www.beachbody.com/product/p90x-success-stories-joeb.do*.

Romano, Andrea. "Calculator Showing How Much Exercise It Takes to Burn off Fast Food Will Ruin Your Lunch Plans", *Mashable*, 4 de marzo de 2016, *http://mashable.com/2016/03/04/fast-food-work-out-calculator/#xg62KXWB5Pqs*

Reynolds, Gretchen. "How Exercise Might Increase Your Self-Control". *The New York Times*, 27 de septiembre de 2017, *www.nytimes.com/2017/09/27/well/move/how-exercise-might-increase-your-self-control.html?mwrsm=Email.*

"The Fallacies Of Fat", *NPR*, 11 de enero de 2013, *www.npr.org/2013/01/11/169144853/the-fallacies-of-fat.*